KB124877

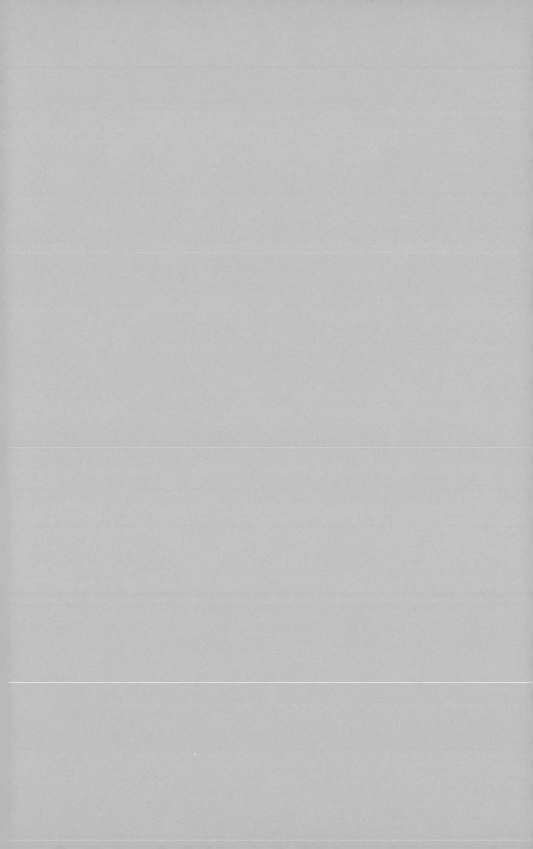

암을 이기는
면역요법

암을 이기는
면역요법

아보 도오루 지음 | 이균배 옮김 | 김태식 추천

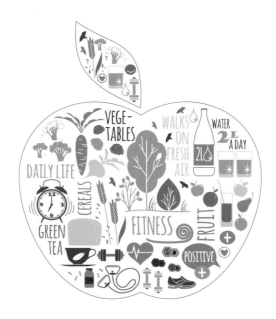

중앙생활사

　오랫동안 발암의 원인은 자외선, 배기가스, 담배, 식품첨가물, 탄 음식 등의 외인성外因性 요인과 유전적인 요인에 있다고 생각되어 왔습니다. 이처럼 많은 사람들이 발암물질이 유전자에 작용하여 암이 발생하는 것으로 믿어왔습니다.

　그러나 여러분이 어렴풋이 느끼는 바와 같이 대부분의 암은 지나친 과로, 마음의 깊은 고민이 원인이 되어 발생했던 것입니다. 이제 '백혈구에 대한 자율신경의 지배법칙(후쿠다-아보 이론)'으로 발암의 메커니즘을 과학적으로 설명할 수 있게 되었습니다.

　이유가 분명해지면 대처방법도 알게 됩니다. 실제로 생활 패턴을 바꾸고 몸에 플러스가 되는 일을 계속하면 암의 자연퇴축自然退縮 빈도는 놀랄 만큼 높아집니다.

　이번에 이 책이 이균배 선생의 번역으로 한국의 중앙생활사에서 출간됨을 기쁘게 생각합니다. 이 책을 통하여 한국의 많은 분들이 암에서 벗어날 수 있게 되기를 소망합니다.

　　　　　　　　　　　　　　　　　　　　아보 도오루

김태식 안양샘병원 통합의학 암센터 소장

암은 지구상에 등장한 이래 지금까지 5억 명 이상을 죽음으로 몰고 갔습니다. 현재 우리나라에서도 평균 3분에 1명이 암으로 새로 진단 받고 있으며, 7~8분에 1명씩 암으로 사망하고 있습니다.

현재 전체 사망자 중 암으로 인한 사망은 4명당 1명, 즉 25% 정도 차지하고 있으며, 현재의 암 정복상황으로 봐서는 조만간 30%대에 육박할 수 있다고 봅니다. 다시 말하면 한 가정 중 1명은 암으로 세상을 뜬다는 뜻입니다. 더구나 가족 중 누군가가 암에 걸리면 이로 인한 시간적, 정신적, 경제적 피해는 이루 다 말할 수 없습니다.

20세기 세계보건기구wHO의 정의를 보면 '정신적, 신체적, 사회적으로 안녕한 상태'를 건강의 기준으로 삼았으나 이제는 '영적 건강'이란 새로운 의미의 건강이 등장했습니다. 따라서 현재는 '전인건강의 시대', 즉 영적, 정신적, 신체적, 사회적으로 안녕한 상태를 건강으로 보는 시대입니다.

암이란 병은 이 모든 건강을 붕괴시킵니다. 우선 신체적으로 몸이 아프고, 정신적으로 온갖 짐과 고통 속에 있게 되며, 사회적으로 소외되며, 영적으론 다가올 죽음 앞에서 방황할 수밖에 없는 대표적인 병이 암입니다. 물론 이외에도 AIDS(후천성 면역결핍 증후군), 마약중독(약물남용) 등도 전인건강을 모두 망가뜨리는 대표적인 질환입니다.

'앞으로 얼마나 많은 사람들이 암으로 고통 받을까?'

이런 생각을 하면 마음이 늘 아팠고, 살아생전 암이 정복되기를 항상 기원하며 기도하고 있습니다. 물론 여드름, 티눈, 무좀, 감기를 비롯한 각종 바이러스 질환, 가려움증도 제대로 정복 못하면서 암 정복을 운운하는 자체가 모순일지는 모르나 일단 생명에 엄청난 타격을 주므로 최우선 과제가 되어야 할 것입니다.

참으로 '의학이 정복하는 질환이 몇 %나 될까?'를 생각해봅니다. 그리고 생명을 주관하는 절대자 앞에서 의료인의 한 사람으로서 겸손할 수밖에 없다는 느낌을 가집니다.

우리 몸 60조에 달하는 세포는 매일 분열, 증식, 사멸의 과정을 반복하고 있습니다. 아무리 타이피스트가 타이프를 잘 친다 하더라도 오타는 나올 수 있듯이 우리 몸도 이상세포, 즉 형질 변환된 세포가 생길 수밖에 없는데 그 이유는 매우 많습니다.

그 원인인자로 심리적인 스트레스, 음식, 흡연, 음주, 유전자, 환경오염, 방사선, 바이러스, 약물 등을 들고 있습니다. 여하튼 사람은 누구나 암세포 보유자라고 보아야 합니다. 머리털, 손톱, 발톱을 제외한 200개 넘는 암이 존재하고 있으며, 이 암은 개체(암을 보유한 인간)가 죽을 때까지 끊임없이 증식, 성장하는 무서운 병임은 틀림없습니다.

게다가 암세포가 계속 분열해서 1cm(1g 무게)만 되어도 5~20년 이상 된 것이며 이미 암세포는 수억~10억 개에 육박합니다. 1cm 덩어리가 있더라도 외부에 노출된 장기(유방, 갑상선, 림프선 등등)에 있지 않으면 쉽게 알 수 없으며, 그렇다고 무작위로 전신 CT를 찍을 수도 없고 혈액검사는 진행되어야 나오기도 하고 대부분 특이성도 떨어지는 단점이 있습니다.

결국 암이 진행되어 증상을 보이거나 우연히 건강검진 시 발견되는 경우가 많습니다. 더구나 암으로 인해 증상이 나타나면 거의 장기간이 경과한 진행성 환자인 경우가 태반입니다.

암이 좋아지고 치료된다는 것은 첫째 암 덩어리의 축소, 소멸 및 제반 암 관련 혈액검사의 개선, 둘째 삶의 질(수면, 통증, 식욕, 기분 등) 호전, 셋째 삶의 양(예측 생존기간의 연장) 이 3가지를 다 평가

해야 합니다. 현대의학은 첫째, 한의학과 보완대체의학은 둘째, 셋째에 더 관련이 있습니다.

암을 수술과 항암제와 방사선으로 없애서 치료하겠다는 발상이 현대의학입니다. 현재 암 치료에서 말하는 5년 생존율(환자가 진단, 치료 후 5년 동안 살아있을 확률)은 59.5%입니다. 이는 100명 중 60명 정도는 5년 동안 살아있다는 뜻이지만, 모두 완치를 의미하는 것은 아니며 치료 중이든 치료를 포기한 절망적인 상태이든 상관없이 생존해 있다는 것만을 의미합니다.

예전보다 5년 생존율이 높아진 이유는 조기 진단되는 암이 많아지고, 치료 기술도 발달했기 때문입니다. 하지만 조기암이라 해도 유전자 변화부터 따지면 5~20년의 기간이 경과한 것입니다. 3기 이상이나 예후가 안 좋은 암종의 경우는 완치하기가 그리 쉬운 일은 아닌 것입니다.

암은 생긴 암도 중요하지만 암을 만든 환자도 매우 중요합니다. 암이 10년 이상 자라도록 조장한 환자 자신의 자연치유력 등 체내, 체외 환경도 책임이 있다는 뜻입니다.

암 자체를 없애는 현대요법 이외에 암과 싸우는 환자의 면역을 증가시켜 치료하는 면역요법이 발전되고 있다는 것은 무척 고무적인 일입니다. 면역요법은 '암을 가진 환자의 자연치유력을 높인다'는 것을 주목적으로 합니다.

쉽게 말해서 초가집이 노후하여 벌레가 생기는 경우 현대의학의 3대 요법이 벌레를 없애는 것이라면, 면역요법은 초가집을 깨끗이 리모델링하는 것입니다. 면역요법의 초점은 암을 가진 사람을 대상으로 하므로 삶의 질에 많은 관심을 두며, 부작용이 적고 쉽게 접근할 수 있다는 장점이 있습니다.

현대의학에서 사용하는 면역요법(인터페론)과 보완대체의학의 면역요법은 다른 면이 있으나 세포성 면역을 항진시킨다는 주목적은 비슷합니다.

요즘 과학에서 인정하는 다음과 같은 이론이 있습니다.

'영 → 정신 → 신경계 → 내분비계(호르몬 : 코티솔, 아세틸콜린) → 면역계 → 몸'이라는 체계입니다. 이를 설명해 보면 정신적인 긴장과 스트레스가 신경계에 영향을 미치고 이는 호르몬에 영향을 주고 이 호르몬은 면역계에 영향을 미쳐 결국 몸에 지장을 초래한다는 것입니다. 부교감신경계는 거의 좋은 방향으로, 교감신경계는 거의 나쁜 방향으로 면역계에 영향을 줍니다.

영적인 것은 한마디로 내가 정신력으로 전혀 해결할 수 없는 문제(죽음, 죄, 중독 등)를 인정하고 제3의 존재인 절대자God(하나님)에게 고백하고 받아들이고 완전히 맡기는 것입니다. '오늘 가도 끄떡없다'는 분들이 드물기는 하나 정말 못 말리는 분들입니다.

이 책을 전체적으로 살펴보면서 저는 많은 공감을 했습니다.

살면서 스트레스를 절대 안 받는 방법은 없으며 스트레스와 대응하고 관리하면서 지내야 합니다. 사실 이 스트레스가 암과 직접 연관된다는 설에 저는 매우 동의합니다.

특히 후쿠다 미노루 선생의 자율신경 면역요법과 에비나 다쿠사부로 선생의 BAK요법을 흥미롭게 접하면서 면역요법의 많은 가능성과 기대를 해봅니다.

제 사견으론 이 책에서 말하는 '후쿠다-아보 이론'은 상당히 설득력이 있습니다. 향후 많은 임상 결과가 발표되어 객관화된 자료가 도출된다면 실제 적용이 가능하다고 봅니다.

아마 이 책을 읽는 독자 중 현대의학을 전공한 분들은 솔직히 매우 언짢을 수도 있습니다. "왜 그렇게 초현대적인, 과학적인 현대의학을 무시하는가?"라고 불만을 표시할지도 모릅니다. 저는 과감히 패러다임의 갱신을 부탁드리고 싶습니다. 현대의학과 보완대체의학은 흑백논리로, 또는 ○×문제로 평가하면 안 됩니다. 내 것은 맞고 네 것은 틀리다는 발상은 우물 안 개구리 수준에서 벗어나지 못합니다. 서로의 단점은 줄여야 하고 장점은 더 발전시켜야 합니다.

이 책으로 인하여 암 치료의 면역요법에 대한 일반 국민들의 인식이 새로워지고 달라지길 기대합니다. 환자 중심의 의학으로 발전되어 암환자와 가족, 의료인 모두가 윈윈win-win하길 바랍니다.

　암환자 여러분께 말씀드리고 싶은 게 있습니다. 기껏해야 80년 정도(약 3만날)되는 짧은 인생길을 가치와 의미를 가지고 웃으며 뛰어가길 바랍니다. 또 암에서 나아도 주어진 삶의 운명이 끝나면 누구나 이 세상을 떠날 수밖에 없습니다. 설령 시한부 판정을 받았다 하더라도 남은 시간을 얼마든지 멋지게 보낼 수 있으며, 오히려 교통사고보다는 많은 시간을 삶의 질 상승에 투자할 수 있습니다.

　모든 것을 내려놓고(흔히 '바닥을 친다'라는 표현을 씁니다) 남은 삶을 얼마든지 가치 있게 보내고, 언제일지 모르지만 하늘이 내 생명을 거두어 갈 때 당당하게 들어가기를 바랍니다. 이 때문에 영적 건강의 중요성이 최근에 급격히 고조되는 것입니다.

　저는 1971년 의대 입학 후 현대의학에 몸 담아오다가 1996년 이후 병원 치료에서 비껴난 암환자를 연구하다 보니 '보완대체의학'을 하게 되었으며, 현재는 모든 의학, 요법의 장점을 환자에게 적용한다는 차원에서 '통합의학'을 지향합니다. 또 암이 좋아지면 암 걸리기 전, 투병 중보다는 삶의 가치관, 의미, 보람이 더 있어야 하는데 그렇지 못한 환우들을 많이 보면서 '전인치유'

를 지향하게 되었습니다.

저는 6개월 동안 사랑하는 사람 3명(이 안에는 사랑하는 아들도 포함)을 암으로 먼저 보내는 아픔을 겪었습니다. 오히려 이 사건은 제가 힘들고 흔들릴 때마다 지탱해주고 지금껏 외길로 달려오게 했습니다.

제가 알기론 병원 급에서 암에 관한 보완대체의학을 연구하는 현대의학 전공의사는 거의 없다고 봅니다. 통합의학적 암 치료와 전인건강(전인치유)의 치료 개념이 더 넓게 알려지길 소원합니다. 면역요법은 주로 미슬토요법과 면역세포치료, 그리고 자연요법, 정신적, 영적 건강 상승에 주력합니다.

끝으로 이 책을 통해 많은 환우들이 면역요법의 도움을 얻기를 바라며, 저자이신 아보 도오루 교수와 성실하게 옮겨주신 이균배 선생에게 심심한 감사를 표합니다.

나는 후쿠다 미노루 선생과 함께 자율신경과 백혈구의 상관관계에 대해 공동 연구하면서 '자율신경이 백혈구를 지배한다(후쿠다-아보 이론)'는 사실을 밝혀냈다. 우리는 자율신경과 백혈구의 관계를 연구하면서 뜻밖의 사실을 알게 되었다. 난치병이라고 하는 암과 교원병膠原病(온몸의 혈관과 피부, 근육, 관절 등에 염증을 일으키는 질병을 모두 일컫는 말이며, 원인을 알 수 없는 열과 습진, 관절의 통증 등이 일어난다)을 확실히 고칠 수 있는 방법을 알게 된 것이다.

여기에 우리가 어떻게 암을 고칠 수 있게 되었는지 간단히 말해 보겠다.

2차 세계대전이 끝난 직후의 일본은 그야말로 참담했다. 그 당시 사람들은 가난하고 수명이 짧았던(약 55세) 점에서도 알 수 있듯이 그들은 교감신경이 심하게 긴장을 강요당하고 있었다. 식량 사정이 열악했고, 중노동을 해야 했으며, 난방도 부실했던 상황 등을 떠올려 보라.

이와 같이 스트레스에 무방비로 노출된 상태의 생활에서는 교감신경의 긴장이 지속되어(소모상태), 면역력免疫力(질병에 저항하는 힘)이 떨어지게 되므로 암이 발생하면 암세포가 급속히 증식한다. 그러다가 일본의 경제상태가 좋아지기 시작한 1965년 무렵부터 스트레스가 쌓이는 생활에서 해방되어 몸의 소모가 줄어들게 되자 암의 진행이 늦어지기도 하고, 멎기도 하는 등 암 의학에 밝은 상황이 찾아왔다.

그러나 유감스럽게도 다시 불행한 시대로 돌입하였다. 새로이 항암제의 사용이 확대된 것이다. 항암제를 쓰면 암 조직은 겉보기에는 줄어드는데 이것에 현혹되어 또다시 암환자를 소모시키는 시대가 되었다. 이 배경에는 '암 발생의 메커니즘'에 대한 올바른 이해가 부족한 탓도 있다.

다시 말하면 암은 그 사람의 심한 소모생활(교감신경의 지속적 긴장)에서 발생한나는 사실을 이해하시 못하는 것이다. 소모로 인한 조직 파괴는 암을 유발하고 동시에 암 감시기구인 면역기능을 떨어뜨린다. 이것이 우리가 발견한 사실이다.

오늘날의 소모생활은 옛날과 다르다. 이를테면 일에 얽매인 생활, 불규칙한 생활, 마음의 고민, 소염진통제(통증을 멎게 하는 약)의 장기간 사용, 신경안정제나 수면제의 장기간 사용 등을 들 수 있다. 옛날의 가난했던 시대와는 달라서, 이러한 생활 패턴들은 본인의 의지로 충분히 벗어날 수 있다. 본인의 의지로 생활 패턴을 바꾸거나 약의 오용誤用을 중단하면 면역력은 강화되고, 암은 치유되는 쪽으로 나가는 것이다.

우리의 방법으로 진행성 암의 치유율은 70% 정도라고 말하고 있지만, 이것은 좀 겸손하게 줄여서 하는 말이다. 공동 연구자인 후쿠다 선생은 치유율이 90% 정도라고 해도 좋다고 말한다. 그럼 왜 줄여서 말하느냐 하면 이제까지의 항암제 치료, 방사선 치료, 외과수술과 비교할 때 너무 높은 비율이라 혹시 거짓말이라고 생각하지 않을까 해서 낮춘 것이다.

이 책을 읽은 독자들은 즉시 자신의 생활 패턴을 재점검하여 자기 자신의 면역력으로 암을 고치기 바란다. '암은 무섭지 않다'는 것을 실감할 수 있을 것이다. 이 책에도 소개되어 있지만, 많은 사람들이 면역력을 강화하여 스스로 암을 극복하였다.

끝으로 이 책이 나오기까지 많은 분들의 도움이 있었다. 나의 공동 연구자인 후쿠다 선생, 5장에 면역력을 강화하는 치료법을 소개해 준 미야기 현립 암센터 연구소 면역학부장 에비나 다쿠사부로 선생, 후쿠다-아보 이론에 공감하여 매일매일 환자의 치료에 임하고 있는 쇼헤이 클리닉의 가와다 노부아키 선생을 비롯하여 일본 자율신경면역치료 연구회의 여러분에게 깊이 감사를 드린다. 그리고 이 책을 한 사람이라도 더 많이 마음 편히 읽을 수 있도록 알기 쉽게 문장 작문을 도와준 의학전문작가 사이토 도시코 씨에게 이 자리를 빌어 감사의 마음을 전한다.

아보 도오루

차 례

한국어판을 내면서   4

추천의 글   5

책머리에   13

서장(序章)   19

1장 자율신경과 면역의 작용을 먼저 이해하라

암은 누구나 걸리고, 누구나 낫는 병   29

백혈구를 조정하는 자율신경   32

면역 시스템의 주역으로 활동하는 백혈구   36

자율신경과 면역의 관계   41

교감신경 긴장상태가 불러오는 4가지 폐해   54

2장 암이 어떻게 발생하는지 알아야 한다

교감신경의 긴장상태가 지속되면 암을 부른다   61

암을 일으키는 3가지 요인   63

   과로   63

   마음의 고민   71

   소염진통제의 연속 사용   74

암에 걸리지 않기 위한 6가지 지침   77

3장   잘못된 치료가 암 치유를 가로막는다

암 치유를 방해하는 3대 치료법   91

   항암제 치료   93

   방사선 치료   98

   수술   100

4장   이렇게 하면 암을 이길 수 있다

암을 고치기 위한 4가지 대책   107

   생활방식을 재점검한다   108

   암의 공포에서 벗어난다   113

   현대의학의 잘못된 치료를 받지 않는다   126

   부교감신경을 우세하게 하여 면역력을 높인다   138

언제 어디서나 쉽게 할 수 있는 손톱 마사지 요법   149

5장　면역력을 강화하여 암을 자연 소멸시킨다

면역력을 강화하여 암을 이기는 치료법　　　157

후쿠다-아보 이론에 근거한 자율신경 면역요법　　161

자율신경 면역요법의 특징　　　164

자율신경 면역요법으로 암을 치료한 사례　　175

　　유방암　　　176

　　위암　　　179

　　진행성 식도암　　　184

암과 공생할 수 있게 한 BAK요법　　187

BAK요법의 특징　　191

BAK요법의 실제　　196

BAK요법이 효과를 보인 실제 사례　　202

　　편평상피암　　　202

　　난소암　　　203

　　전립선암　　　205

글을 마치면서　　206

역자 후기　　207

암은 불치병이 아니다

암의 주범은 바로 스트레스

1981년부터 현재까지 일본인의 사망원인 중 암이 줄곧 톱을 차지하고 있다. 2000년 후생노동성 통계에 의하면, 암으로 사망한 사람은 연간 295,399명에 이른다고 한다. 같은 해 아오모리시의 인구가 297,859명이었는데, 이는 한 해 동안 현청 소재지 도시 인구와 맞먹는 사람들이 암으로 목숨을 잃었다는 말이 된다.

암은 앞으로도 계속 늘어나서 2015년 이후에는 연간 89만 명이 암에 걸릴 것이라고 예측하는 전문가도 있다. 그러나 나는 "앞으로는 암을 줄일 수 있다"라고 감히 말할 수 있다. 왜냐하면 암이 발생하는 메커니즘을 이해하기만 하면, 누구든지 자기 스스로 이 병을 고칠 수 있기 때문이다.

여기서 말하는 "자기 스스로 암을 고칠 수 있다"라는 말은, 이제까지 쓰이고 있는 항암치료제나 방사선 치료, 수술 같은 것에 의존하지 않고 우리 몸이 지니고 있는 자연치유력自然治癒力을 강화하여 암을 자연퇴축自然退縮시킨다는 말이다.

내가 이렇게 말해도 곧이듣지 않을지도 모른다. 앞의 통계수치가 말해주듯이 암은 '불치병'이라는 이미지가 정착되어 있다. 더구나 암은 어느 날 느닷없이 닥치는 천재天災 같은 존재로 여긴다. 그리고 우연히 조기에 발견되면 치료할 수도 있지만, 이미 진행기에 들어서서 침윤浸潤(암이 조직에 깊이 박히는 것)하여 전이轉移(암이 다른 장기에 퍼지는 것)되어 있으면 최첨단 치료법으로도 회복하기 어렵다고 생각한다. 일반 사람들뿐만 아니라 의사들도 그렇게 생각한다.

그러면 예방은 어느 정도 가능할까? 암이 발생하는 배경에는 오랜 세월의 생활습관과 담배 따위와 같은 기호품의 영향, 바이러스, 화학물질, 자외선, 여러 가지의 발암물질, 유전적 요소, 정신적 스트레스 등 다양한 요인이 복잡하게 얽혀 있다는 것이 일반적인 의견이다. 이처럼 막연해서는 애써 발암 요인을 제거해봐도 암에서 벗어난다는 확실한 희망을 가질 수 없다.

암에 걸리느냐, 안 걸리느냐는 운명에 달렸고 낫느냐, 안 낫느냐는 하늘에 맡기고, 여하튼 받을 수 있을 만큼의 치료는 받을 수밖에 없지 않느냐? 이제까지의 암 예방과 치료는 이처럼 예측하기가 힘든 것이었다. 그러므로 내가 "자기 스스로 암을 고칠 수 있다"라고 말하면 누구나 "그래요?"하고 고개를 갸우뚱할 것이다.

이 책에서는 '암은 다양한 요인이 복잡하게 얽혀서 생기는 병'

이라고 애매하게 해석하는 것이 아니라 '암은 과로나 정신적 고민 등 스트레스가 원인이 되어 생기는 병'이라고 그 원인을 분명하게 지적하며 암의 정체를 밝히는 데서부터 출발한다.

스트레스와 암의 상관관계에 대해서는 이제까지 암 전문가도 올바로 인식하지 못하고 있다. 그래서 "스트레스도 암의 발생 원인의 하나로 들 수 있다"라고 말하며 스트레스를 많은 발암 원인 중의 하나로 간주해 왔다. 그렇기 때문에 암을 예방하거나 치료하는 경우에도 스트레스가 쌓이지 않도록 하라는 정도로, 부수적인 조언을 하는 데 지나지 않았다. 이런 대응방식 때문에 암이 난치병으로 인식되고, 암 사망을 증가시키고 있는 것이다.

요컨대 스트레스가 주범임을 인식하고 스트레스를 제거하도록 생활을 재평가함으로써 암을 자기 스스로 고칠 수 있는 것이다. 또 생활 속에서 스트레스를 피하는 연구를 함으로써 암 예방에 대한 밝은 전망을 가질 수 있다.

이 책은 다음과 같이 구성되어 있다.

1장에서는 질병으로부터 몸을 지키는 백혈구와 백혈구의 기능을 조정하는 자율신경에 대하여 설명한다. 자율신경과 백혈구는 관계가 밀접하여 자율신경이 균형 있게 기능할 때는 백혈구의 기능도 활발하여 질병에 지지 않는 면역력을 유지할 수 있다. 그러나 스트레스를 받아서 자율신경의 기능이 흐트러지면 그 영향으로 백혈구도 밸런스를 잃고 면역력이 떨어져서 몸이 암을 불러들이는 상태가 된다.

2장에서는 무엇이 암을 일으키는지, 암은 스트레스와 어떤 관계가 있는지 암 발생의 메커니즘을 자율신경과 면역의 관계 분석을 통해서 설명한다.

3장에서는 암을 치료하기 어렵게 만드는 원흉元兇인 항암제 치료, 방사선 치료, 수술의 위험성에 대하여 언급한다. 그리고 이들 잘못된 치료를 피하는 것이 암을 고치는 대전제가 됨을 강조한다.

4장에서는 암 치료에 대한 구체적인 조언을 중점적으로 소개한다. 암에 이르게 된 자기의 생활을 어떻게 개선하면 좋은지, 암에 걸렸다는 것을 알았을 때 어떤 의사를 택하며 어떤 의사를 피해야 하는지, 병원을 옮기는 경우에는 어떻게 하는 것이 좋은지 등등 환자가 실제로 직면하는 문제들을 다룬다.

5장에서는 면역력을 강화하여 암을 고치는 치료법 2가지를 소개한다. 지금까지 8년 동안 나와 공동 연구한 후쿠다 미노루 선생(자율신경 면역요법)과 면역요법에 심혈을 쏟고 있는 에비나 다쿠사부로 선생(BAK요법)에게 암 치료에 대한 생각, 치료 내용, 치료 성과에 대한 이야기를 들어본다.

암을 예방하고 치료하기 위한 사고방식과 생활에 대한 연구는 나와 후쿠다 선생과의 공동 연구에서 태어난 '후쿠다-아보 이론'에 기초하고 있다. 여기서 후쿠다 선생과의 공동 연구에 대해서 조금 언급하기로 한다.

질병의 발생과 치료의 기초가 되는 후쿠다-아보 이론

예부터 "병은 마음먹기에 달렸다"라는 말이 있듯이 스트레스가 질병과 밀접한 관계가 있다는 것은 경험적으로도 알려져 있다. 예를 들어 부모와 사별하거나 사업에 실패한 사람, 지진 같은 재난으로 부득이 피난생활을 해야 하는 사람들이 감염증感染症에 잘 걸리거나 당뇨병이 악화되기도 하고 심지어는 암으로 쓰러지는 현상은 의사들도 종종 관찰하고 있다.

나와 후쿠다 선생은 공동 연구를 통하여 스트레스가 어떻게 질병을 유발하는지 그 메커니즘을 밝혀낼 수 있었다. 후쿠다 선생과 내가 처음 만난 것은 1994년 10월이었다.

그 무렵 후쿠다 선생은 니가타현의 한 병원에 근무하는 소화기 전문 외과의사였다. 그는 1991년 무렵부터 어떤 이상한 현상이 관찰되었다고 한다. 그것은 날씨가 좋은 날일수록 충수염蟲垂炎 환자가 많이 생기는 이른바 '맑은 날의 충수염' 현상이었다.

충수염은 흔히 '맹장염'이라고 부르는 병이다. 맹장은 소장에서 대장에 이어진 부분으로, 충수는 맹장의 끝에 튀어나와 있는 통筒 모양의 기관器官이다. 이 충수에 생기는 염증을 충수염이라고 한다.

후쿠다 선생이 관찰한 바로는, 비 오는 날이나 흐린 날에도 충수염을 일으키는 사람이 있지만 유독 겨울의 맑은 날에는 판에 박은 듯이 환자가 온다는 것이다. 더욱이 하늘이 환하게 맑은 날일수록 수술이 필요한 중증의 충수염 환자가 많았다고 한다.

이를 이상하게 생각한 후쿠다 선생은 기압계를 설치하여 기상 관측을 실시하고, 충수염과 기압에 어떤 관계가 있는가를 조사하기 시작했다. 나는 선생과 일면식도 없었지만, 우연히 의학잡지《미크로스코피아》의 같은 호에 기고한 것이 인연이 되어 충수염과 기압의 관계에 대해 함께 연구를 시작하게 된 것이다.

우리는 충수염과 기압의 연구를 통해서 신체를 감염에서 지키는 백혈구가 내장의 작용을 조정하는 자율신경의 지배를 받고 있다는 사실을 발견하고, 이것을 '후쿠다-아보 이론'이라고 명명하였다.

이 이론에 대해서는 1장에서 자세히 설명하므로 여기서는 간단하게 언급하기로 한다.

자율신경은 혈관과 심장, 소화기 등 내장의 작용을 조정하는 신경으로, 교감신경과 부교감신경이 있다. 낮에 활동하는 때나 운동을 할 때는 교감신경이 우세하게 작용한다. 심장의 작용을 촉진하고 호흡을 빨라지게 하며 소화기의 작용을 억제하여 활동에 알맞은 신체 조건으로 조정한다. 반대로 휴식할 때나 식사를 할 때는 부교감신경이 우세하게 작용하여 심장의 작용이나 호흡을 완화하고 소화액의 분비를 촉진하여 소화기의 연동운동(내용물을 그 다음 기관으로 보내는 작용)을 활발하게 한다.

자율신경의 조정작용은 내장뿐만 아니라 혈액 속을 흐르는 백혈구에도 미친다. 백혈구에는 크게 나누어 과립구와 임파구가 있는데, 과립구는 사이즈가 큰 세균 등을 먹어 처리하고, 임파구는 바이러스 등의 미소한 이물에 대하여 항체抗體라고 부르는 단백질을 사용하여 무독화작용無毒化作用을 한다.

교감신경은 과립구의 수와 작용을 지배하고, 부교감신경은 임파구의 수와 작용을 지배한다. 따라서 교감신경이 우세할 때는 과립구가 증가하여 활성화되고, 부교감신경이 우세할 때는 임파구가 증가하여 활성화된다.

교감신경과 부교감신경이 균형 있게 작용할 때는 과립구와 임파구의 수와 작용도 균형이 잡혀 있어서 병에 대한 저항력이 유지된다. 자율신경은 스트레스의 영향을 받기 쉬워서 과로나 고민을 안고 있으면, 주로 교감신경이 긴장을 강요당하게 된다.

교감신경은 혈관을 수축시키는 작용이 있는데 지나치게 긴장하면 혈관이 크게 수축되고 그 결과 몸 전체에 혈액순환장애가 일어난다. 또 교감신경이 긴장하면 과립구의 수가 증가한다.

과립구는 몸을 방어하는 중요한 작용을 하는 한편, 수명을 다하고 죽을 때에 활성산소를 대량으로 살포하는 재난을 가져온다. 활성산소는 산화력酸化力이 강해서 점막을 손상시키고 조직에 염증을 일으킨다.

위궤양, 장염, 난청, 당뇨병, 뇌혈관장애, 심장병, 자기면역질환自己免疫疾患 등 온갖 질병은 스트레스를 받은 교감신경이 긴장하여 과립구가 증가되고 이에 다량의 활성산소가 발생해서 조직을 파괴함으로써 생기는 것이다. 덧붙여서 설명하면 맑은 날에 충수염의 염증이 심해지는 것은, 고기압 아래에서는 교감신경이 긴장하여 과립구가 증가하고 이로 인해 대량 발생한 활성산소가 충수의 점막을 파괴하기 때문이다.

'후쿠다-아보 이론'은 자율신경과 백혈구의 관계를 밝혀냄으로써 "우리는 왜 병에 걸리는가?", "어떻게 하면 병을 고칠 수 있는가?"라는 물음에 명쾌한 해답을 주었다.

모든 병의 근원에는 스트레스로 인한 교감신경의 긴장이 있다. 스트레스를 제거하여 교감신경의 긴장을 해소하면 병은 스스로 회복의 길로 향한다. 물론 암도 예외는 아니다. 많은 사람이 암을 치유하는 생활방법을 실천한다면, 앞에서 말한 바와 같이 이 나라의 암 발생률을 감소시킬 수 있을 것이다.

그러면 본론으로 들어가 이제부터 자율신경과 면역의 관계와 암을 고치는 방법에 대하여 설명하기로 한다.

1장

자율신경과 면역의 작용을
먼저 이해하라

암은 누구나 걸리고, 누구나 낫는 병

암은 어깨 결림이나 치질과 동일한 메커니즘으로 발생한다

암이라는 말을 들으면 누구나 다 난치병이라고 생각한다. 암의 원인이 세포의 유전자 이상異常에 있다는 등의 말을 들으면 어렵게만 들려서 도저히 이 병의 메커니즘을 이해하기 힘들 것 같은 생각이 들기도 한다.

그러면 이야기를 잠시 일상생활로 되돌려 보자.

예를 들면 직장인 S씨는 요즘 어쩐지 몸에 힘이 없다고 호소한다. 아무래도 연일 하는 일이 힘에 부치는 듯 피곤한데도 잠을 자지 못하고 머리가 무겁고 어깨가 결리고 게다가 치질도 심해졌다고 한탄한다.

직장 여성인 C씨는 약 한 달 전 사랑에 실패한 다음부터 식욕이 없고 위가 아프고 물도 목에 넘어가지 않는다고 말한다.

S씨와 C씨를 괴롭히는 이런 병들, 즉 전신권태, 두통, 어깨 결

림, 치질, 식욕 부진, 위염 같은 것은 암과는 달리 별로 낯설지 않다는 인상을 준다.

그러나 우리가 일상생활에서 보통으로 입에 올리는 이런 병들과 암은 거의 다르지 않다. 다른 점이 있다면 S씨와 C씨는 아직 당분간 암은 되지 않겠지만, 이런 상태를 몇 년간 그대로 방치해 두면 언젠가는 그 앞에 암이 기다리고 있을 것이다. 즉, 발병의 시기에 차이가 있을 뿐이다.

'치질과 암이 같다고 하다니, 어떻게 된 거 아니야?'

이렇게 생각하는 독자들도 많을 것이다. 그러나 서장序章에서 소개한 '후쿠다-아보 이론 = 몸을 병에서 지키고 있는 백혈구의 수와 작용은 자율신경에 의하여 조정되고 있다'라는 이론에 기초하여 바라보면, 암과 치질은 똑같은 메커니즘으로 일어나고 있다는 것을 알 수 있다.

자율신경은 과로와 마음의 고민 등 몸과 마음에 미치는 스트레스의 영향을 상당히 많이 받는다. 이러한 자율신경의 난조亂調가 백혈구의 불균형을 유발하고, 결과적으로 면역력 약화와 혈액순환장애와 조직 파괴 등의 장애를 불러오는데 이런 것이 어깨 결림과 치질, 암을 유발하는 원인이 된다.

이렇듯 암은 특별한 병이 아니라 누구나 걸리고, 누구나 낫는 지극히 흔하고 평범한 병이다.

'흔히 있는 평범한 병인 암'이 생기는 메커니즘을 이해하려면, 먼저 자율신경과 백혈구의 관계를 알아둘 필요가 있다. 다음에서 자율신경과 백혈구의 작용에 대하여 좀더 자세히 설명하겠다.

백혈구를 조정하는 자율신경

우리 몸은 60조 개라는 방대한 수의 세포로 되어 있다. 세포는 저마다 제멋대로 작용하는 것이 아니라 하나의 목적을 향해 함께 힘을 합하여 작용한다. 이들 세포의 작용을 조정하고 있는 것이 자율신경이다.

자율신경은 심장과 혈관, 위장, 땀샘 등 여러 내장기관의 작용을 조정하고 있는 신경이다. 뇌의 지령을 받지 않고 독립하여 작용하기 때문에 자율신경이라고 부른다. 우리가 자고 있는 동안에 심장이 멎지 않는 것도 자율신경이 심장의 작용을 컨트롤하고 있는 덕분이다.

자율신경에는 교감신경과 부교감신경이 있다. 교감신경은 등뼈(척추)에서 고르게 나와 있고, 부교감신경은 목頸椎과 천골薦骨(엉치등뼈)로부터 나와 있다. 목에서 나와 있는 부교감신경은 심

⬇ 자율신경계의 이중지배

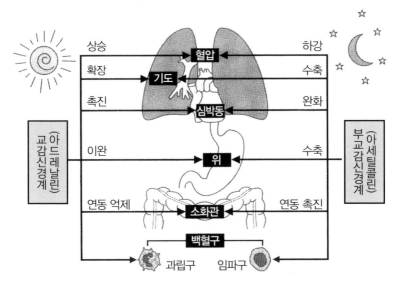

장, 위 등 상반신의 내장을 지배하고, 천골로부터 나와 있는 부교감신경은 골반 안의 장기臟器를 지배하고 있다.

부교감신경이 목과 천골에 분포되어 있는 것은 진화과정에서 몸통 길이가 길어짐에 따라 몸통에 있던 부교감신경이 위아래로 분단되었기 때문이다. 교감신경은 척추가 생긴 뒤에 진화한 신경이므로 등에 고르게 분포되어 있다.

위의 그림에서 보는 바와 같이 교감신경과 부교감신경은 정반대의 작용, 즉 서로 길항작용拮抗作用을 한다.

교감신경은 주로 운동을 할 때나 낮에 활동할 때에 우세해지는 신경이며, 심장의 박동을 높이고, 혈관을 수축시켜 혈압을 높이고, 소화기관의 작용을 멈추어서 몸을 활동적인 상태로 조정한다.

부교감신경은 식사할 때나 휴식할 때에 우세해지는 신경이며, 심장의 박동을 완화하고, 혈관을 확장시켜 피의 흐름을 촉진하고, 심신의 긴장을 완화하여 안정되도록 조정한다. 또 세포의 분비와 배설을 촉진하는 작용이 있어서 부교감신경이 우세해지면 소화액의 분비와 배변이 촉진된다.

자율신경은 전신의 60조 개 세포의 작용을 조정한다

자율신경은 내장의 작용을 조정할 때에 각각 신경의 말단으로부터 신경전달물질을 분비한다.

교감신경에서 분비되는 아드레날린adrenaline에는 심장의 고동을 촉진하고, 혈관을 수축시켜 혈압을 높이는 작용이 있다. 아드레날린은 심신을 긴장, 흥분시켜서 전투적 태세를 만든다. 그 때문에, 이마에 핏대를 세워서 화를 내는 사람을 가리켜 "저 사람은 아드레날린 과잉이다"라는 등의 말을 한다.

부교감신경에서 분비되는 아세틸콜린acetylcholine은 심장의 고동을 늦추고, 혈관을 확장하여 혈압을 내리고, 몸 상태를 휴식·긴장완화 쪽으로 유도함과 동시에 장기臟器의 분비·배설작용을 촉진하는 작용이 있다.

코미디 프로를 보고 있을 때와 같이 심신이 편안한 상태일 때는 너무 웃어서 눈물이 나거나 입에 침이 많이 나오는데, 이것은 아세틸콜린이 세포의 분비·배설작용을 촉진하기 때문이다.

교감신경이 우세할 때는 60조 개의 세포가 모두 아드레날린의 작용을 받아 활동 무드mood에 들어가서 온갖 물질의 분비가 정지된다. 반대로 부교감신경이 우세할 때는 모든 세포가 아세틸콜린의 작용을 받아 긴장완화 무드가 되어서 음식물을 분해하기 위한 효소酵素(몸 안에서의 화학반응을 촉진하는 물질)를 분비하기도 하고, 노폐물을 배설하기도 한다.

이와 같이 자율신경이 "준비, 땅!" 하고 60조 개의 모든 세포의 작용을 동조同調시키는 덕택에 우리는 독립된 개체로서 생명활동을 영위할 수가 있는 것이다. 이 자율신경은 내장뿐만 아니라 몸을 질병에서 지키는 백혈구의 작용도 조정하고 있다. 다음에는 백혈구가 어떠한 작용을 하는지 알아보자.

면역 시스템의 주역으로
활동하는 백혈구

백혈구는 면역 시스템의 중심

우리 몸에는 '면역免疫'이라고 하는 자기방어 시스템이 갖추어져 있어서 바이러스와 세균, 이종異種 단백질, 암세포 등의 공격으로부터 몸을 지키고 있다. 백혈구는 이 면역 시스템 속에서 주역으로 작용하고 있는 혈구세포이다.

혈액 속에는 백혈구 외에 적혈구가 흐르고 있다. 적혈구는 산소와 탄산가스를 운반하는 역할을 하는데, 혈액 1mm³ 속에 약 500만 개 정도가 들어 있다.

한편 백혈구는 혈액 1mm³ 속에 약 5,000~8,000개가 들어 있는데, 그 95%는 과립구와 임파구가 차지하고 있다. 과립구와 임파구는 적으로부터 몸을 지키는 일을 하지만, 그 역할은 각각 다르다.

과립구는 진균眞菌과 대장균, 오래되어 죽은 세포의 시체 등과

🔽 혈액세포는 모두 다능성 줄기세포로부터 분화한다

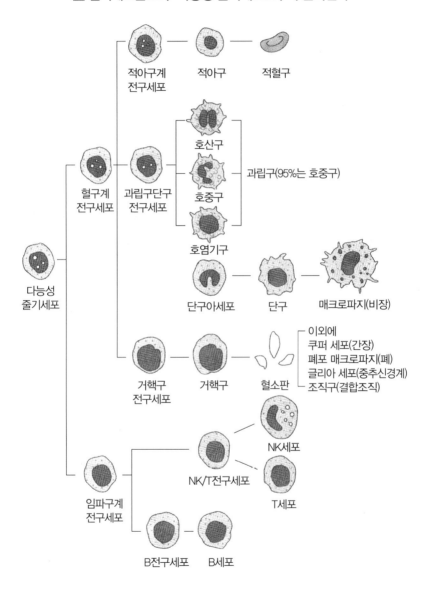

같이 사이즈가 큰 이물을 먹어 처리하는 일을 담당하며, 보통 혈액 1mm³ 속에 3,600~4,000개가 들어 있는데, 백혈구 전체의 54~60%를 차지하고 있다.

과립구는 엄밀하게 말하면 호중구好中球, 호산구好酸球, 호염기구好鹽基球로 분류할 수 있는데, 과립구 전체의 95%는 호중구이므로, 여기서 과립구라고 말하는 경우는 호중구를 가리키는 것으로 한다.

과립구는 증식능력이 대단히 커서 긴급한 때에는 2~3시간에 전체의 2배로 증가한다. 부상을 당하여 조직에 염증이 생긴 때에는 과립구가 1만~2만 개/mm³에 이르러, 백혈구 전체의 90%를 차지하는 경우도 있다. 과립구가 명백하게 정상값을 넘었을 때에는 충수염이나 폐렴, 편도선염 등 염증성 질병이 생겼다는 의심이 커진다.

과립구의 수명은 2~3일로서 매우 짧다. 과립구는 역할을 다하면 조직의 점막을 죽는 장소로 택하여, 이곳에서 활성산소를 방출하고 일생을 마친다. 이때 과립구가 토해내는 활성산소가 온갖 병을 일으키는 원흉元兇이다. 왜냐하면 활성산소는 강한 산화력을 가지고 있어서 조직을 계속 파괴하여 버리기 때문이다.

과립구의 비율이 정상이면 몸 안에 활성산소의 독성을 없애주는 시스템이 있기 때문에 큰일은 없다. 그러나 과립구가 지나치게 증가하면 활성산소의 생성도 커져서 자력으로 그 독성을 없애기가 어렵게 된다. 그 결과 조직이 광범하게 파괴되어 궤양과 염증이 생기게 되는 것이다. 암도 이 활성산소 때문에 일어나는 병이다.

그런데 다른 또 하나의 백혈구인 임파구는 바이러스 등 미소한 이물을 잘 공격하는 세포이다. 임파구는 이물을 항원抗原이라고 인식하면 항원의 독성을 없애는 항체抗體라고 부르는 단백질을 만들어 대항한다. 임파구는 백혈구의 약 35~41%를 차지하며, 혈액 1mm³ 속에는 2,200~3,000개 정도가 들어 있다.

임파구는 종류가 다양한데, 종류에 따라 작용이 각각 다르다. 암 공격을 특기로 하는 NK세포도 임파구의 한 종류이다. 임파구는 등장인물이 많으므로 그 작용에 대해서는 나중에 설명하기로 한다.

이 과립구와 임파구를 제외한 나머지 5%가 '매크로파지 macrophage'이다. 매크로파지는 아메바 같은 모양의 세포인데, 사이즈가 큰 이물을 먹어 죽이기도 하고, 세포에서 나온 노폐물을 먹어치우는 청소담당이기도 하다.

매크로파지는 이물을 씹어 보고 상대가 어떤 적敵인가를 판단한 뒤, 이물의 작은 조각을 임파구와 과립구에게 보여 주고 "여기 이물이 들어왔어요!"라고 알린다. 이런 전달을 받은 임파구와 과립구는 활성화되어 이물을 몰아내는 것이다.

매크로파지는 혈액 속에만 있는 것이 아니라 전신에 분포되어 있으며 부위마다 이름과 모양, 작용을 달리하고 있다. 혈액 속을 순환하면서 염증이 난 부위에 달려오는 세포를 '단구單球'라고 부른다.

이외에 폐에서 대기하고 있는 것은 폐포肺胞 매크로파지, 간장에 있는 것은 쿠퍼 세포Kupffer's stellate cell, 중추신경계에 들어 있는 것은 글리아 세포glia cell라고 부른다.

자율신경과 면역의 관계

자율신경이 백혈구를 조정한다

백혈구의 종류가 많아서 머리가 혼란스럽다고 할지도 모르지만, 백혈구의 진화 역사를 더듬어 가면 이야기는 매우 단순해진다.

앞에 소개한 과립구와 임파구는 생판 남이 아니라 매크로파지를 공통의 조상으로 하는 형제 사이이다. 단세포생물 시대의 방어 시스템은 매우 단순해서 매크로파지가 이물을 잡아먹고 노폐물을 배설할 뿐이었다. 그러나 얼마 안 있어 바이러스와 이종異種 단백질의 위협이 증가하게 되면서 이 정도의 방어 시스템으로는 수명을 연장할 수가 없게 되었다.

그래서 생물은 다세포생물로 진화하는 과정에서 먹어치우기에는 너무 작은 바이러스 같은 이물에 대해서는 새로운 방어 시스템을 더 갖추게 되었다. 다시 말하면 매크로파지의 먹는 능력

⬇ 과립구는 교감신경을, 임파구는 부교감신경을 자극하면 증가한다

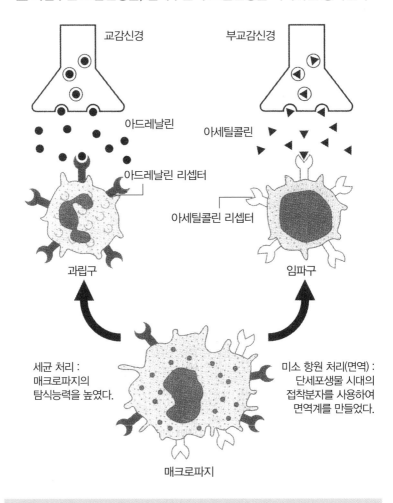

교감신경	부교감신경
아드레날린	아세틸콜린
아드레날린 리셉터	
	아세틸콜린 리셉터
과립구	임파구

세균 처리 :
매크로파지의
탐식능력을 높였다.

미소 항원 처리(면역) :
단세포생물 시대의
접착분자를 사용하여
면역계를 만들었다.

매크로파지

과립구는 교감신경이 분비하는 아드레날린의 리셉터가 있고, 임파구는 부교감신경
이 분비하는 아세틸콜린의 리셉터가 있다.

을 버리고, 먹을 때 사용하던 풀(접착분자)을 항체로 이용하여 적에게 들러붙는 능력을 진화시킨 것이다. 이런 능력을 가진 것이 임파구이다.

그러나 임파구의 일종인 NK세포만은 현재도 과거의 흔적이 남아 있어서 이물을 먹어치우는 능력을 아직도 갖고 있다. 다른 또 하나의 과립구는 매크로파지의 먹어치우는 능력을 이어받아서 오늘에 이르고 있다.

앞에서 자율신경이 내장内臟을 조정할 때 교감신경은 아드레날린을, 부교감신경은 아세틸콜린을 분비한다는 이야기를 하였다. 매크로파지에는 아드레날린과 아세틸콜린의 양쪽에 반응하는 리셉터(수용체)가 있고, 과립구에는 아드레날린, 임파구에는 아세틸콜린의 리셉터가 각각 있다(p.42 그림 참조).

리셉터는 세포막 위에 있는 단백질의 분자인데, 어떤 특정한 물질을 골라서 결합하는 성질이 있다. 과립구에 아드레날린 리셉터가 있고 임파구에 아세틸콜린 리셉터가 있다는 말은, 과립구는 교감신경(아드레날린)에 반응하여 활성화되고, 임파구는 부교감신경(아세틸콜린)에 반응하여 활성화된다는 것을 뜻한다.

• 교감신경이 우세해지면 과립구가 증가하여 활성화한다.
• 부교감신경이 우세해지면 임파구가 증가하여 활성화한다.

⬇ 백혈구의 하루 동안의 리듬

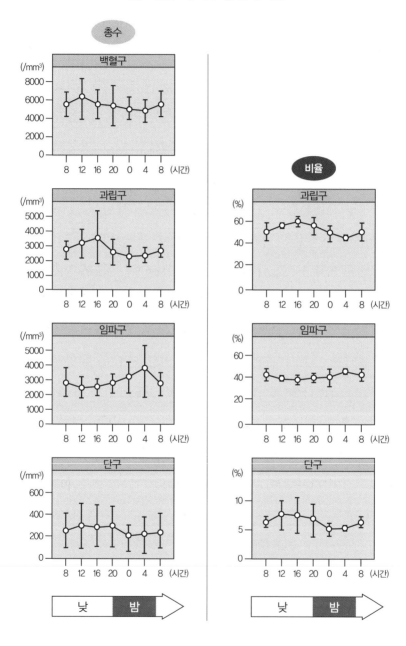

이런 식으로 자율신경은 백혈구를 조정하고 있는 것이다.

실은 이 '교감신경-과립구', '부교감신경-임파구'라는 팀 편성은 생물이 안전하게 살아가는 데 있어 대단히 이치에 맞는 것이라고 할 수 있다. 낮에 활동할 때는 손발을 다치기 쉽고, 상처에 세균이 침입할 기회가 많아진다. 이런 경우에는 사이즈가 큰 세균을 먹어치우는 과립구가 있는 편이 좋다.

반대로 밤에 쉴 때나 식사를 하고 그것을 소화흡수, 배설하고 있을 때는 임파구가 있는 편이 좋다. 음식물을 섭취하면 소화효소에 의해 분해된 이종異種 단백질과 바이러스 등 미소한 이물이

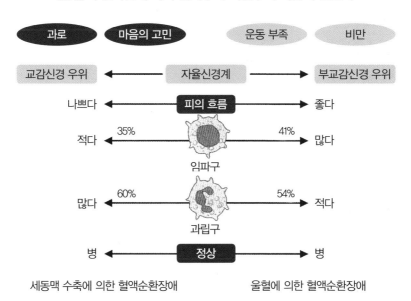

⬇ 몸의 컨디션에 따라 임파구와 과립구의 비율이 변한다

세동맥 수축에 의한 혈액순환장애   울혈에 의한 혈액순환장애

◪ 임파구의 진화 역사

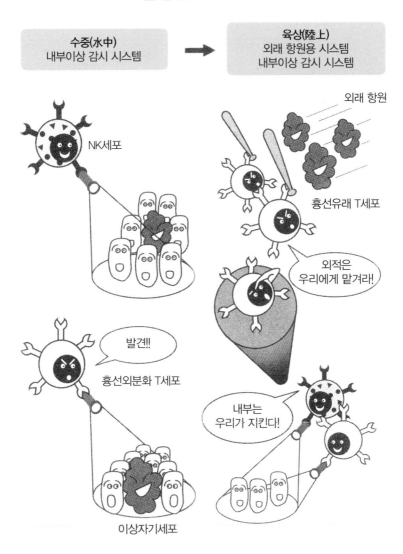

입과 소화기관을 통하여 계속 들어오는데 이것들은 사이즈가 너무 작아서 과립구로는 대응할 수 없기 때문이다. 밤에 쉴 때는 미소한 이물 처리를 특기로 하는 임파구가 나설 차례이다.

실제로 우리의 혈액을 조사해 보면, 낮에 활동할 동안에는 교감신경이 우세해져서 과립구가 증가하고, 밤에 휴식하는 동안에는 부교감신경이 우세해져서 임파구가 증가해 있다(p.44 그림 참조). 이와 같이 자율신경과 백혈구가 협력함으로써 환경 변화에 대응하여 가장 효율적으로 우리 몸을 지킬 수 있는 것이다.

임파구가 암을 죽인다

교감신경과 부교감신경의 밸런스가 안정되어 있을 때 과립구와 임파구의 비율은 과립구 54~60%, 임파구 35~41%가 되어 질병에 대한 저항력이 유지된다. 이러한 상태는 암 같은 것은 걱정할 게 없다(p.45 그림 참조).

그러면 몸이 이런 컨디션일 때 임파구가 어떻게 암을 퇴치하는지 살펴보자. 앞에서 임파구에는 여러 가지 종류가 있다고 이야기했는데, 이것도 임파구의 진화 역사를 더듬어보면 대단히 알기 쉽다(p.46 그림 참조).

진화가 오래된 임파구가 암을 죽인다

임파구에는 T세포, B세포, NK세포, NKT세포(흉선외분화 T세포)가 있다.

임파구가 발생한 배경에는 생물이 다세포생물로 진화하는 과정에서 작은 이물에 대처해야 할 필요성이 있었다. 처음에 생긴 임파구는 T세포계의 오래된 타입의 임파구인 NK세포와 흉선외분화胸腺外分化 T세포(이하 NKT세포), 현재의 B세포보다도 오랜 타입인 B-1세포였다. 5장의 에비나 다쿠사부로 선생의 치료법에 등장하는 γδT세포(감마델타 T세포)도 이 그룹에 속하는 진화가 오랜 타입의 임파구이다.

이들 진화가 오래된 타입의 임파구의 공격대상은 이상해진 자기의 세포, 즉 이상자기세포異常自己細胞이다. 이상자기세포에는 암세포, 노화세포, 말라리아 감염세포, 바이러스 감염세포가 있다.

몸 안에서 이러한 이상자기세포를 발견하면 NK세포는 퍼포린

⬇ T세포의 진화과정

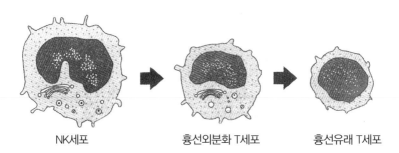

NK세포　　　　　　흉선외분화 T세포　　　　　흉선유래 T세포

⬇ NK세포는 퍼포린, 그랜자임 등을 써서 암세포를 죽인다

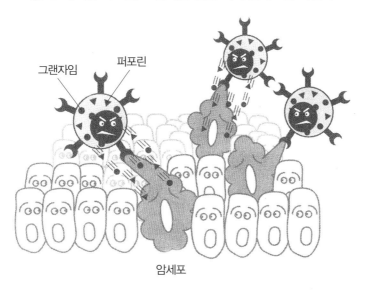

암세포

perforin과 그랜자임granzyme 같은 물질을 분비하고, NKT세포는 세포를 파괴하는 파스FAS 분자라고 부르는 단백질을 써서 죽여버린다. 말라리아 원충原蟲에 감염된 세포는 NKT세포가 이상자기 세포라고 인식하고 일망타진하여 파괴해 버린다.

진화가 오래되지 않은 임파구는 밖에서 들어온 이물을 죽인다

그런데 그 후 흉선胸腺(임파구의 하나인 T세포를 성숙시키는 기관)이 등장하여 현재의 T세포와 보다 진화한 B세포가 발생하였다. T세포와 B세포는 주로 밖으로부터 침입해오는 바이러스와 세균, 꽃가루와 진드기의 분비물 등 미소한 이물을 공격하는 임파구이다. B세포는 간장肝臟과 췌장膵臟, 장관腸管 같은 면역 장기에서 만들어지고, T세포는 골수骨髓에서 만들어진 후 심장 옆에 있는 흉선이라는 장기에서 이물을 인식하는 교육을 받고 제구실을 할 수 있게 된다.

T세포와 B세포는 이물을 공격할 때에 '항체항원반응抗體抗原反應'이라고 부르는 합동작전을 한다. 몸 안에 바이러스 같은 이물이 침입해 들어오면, T세포가 "이물(항원)이 들어왔다!" 하고 B세포에게 알린다. 이 신호를 받은 B세포는 항원의 독성을 없애는 항체를 만들고, 이것을 사용하여 항원을 붙잡아 퇴치해 버린다.

T세포와 B세포는 한번 마주친 바이러스와 세균을 항원으로 기억하고, 두 번째 마주쳤을 때에는 이들 항원의 독성을 없애기 위한 항체를 신속히 만들어 공격태세를 갖춘다. 우리가 한 번밖에 홍역에 걸리지 않는 것은 임파구가 홍역 바이러스를 기억하고 있어서, 두 번째 홍역 바이러스가 침입했을 때에 항체를 만들어 격퇴하기 때문이다.

부교감신경이 우세해야 '암이 되지 않는 몸 상태'를 유지한다

이같이 임파구의 작용을 살펴보면, 면역 시스템이 이중의 포위망을 구축하여 세포의 제품관리를 하고 있는 것을 알 수 있다. 하나는 이상해진 자기세포를 죽여서 배제하는 NK세포, NKT세

포, 오래된 B세포의 그룹이고, 다른 하나는 밖에서 침입해온 이
물을 죽이는 T세포와 B세포이다.

곁들여 설명하면, T세포 중에도 킬러 T세포라고 하는 암 공격
을 장기長技로 하는 킬러가 있다. 킬러 T세포는 직접 암세포에 들
러붙어서 상대의 세포막에 구멍을 뚫어 죽여버린다. 킬러 T세포
의 특징은 암세포의 표면에 '암 항원'이라고 하는, 말하자면 암
의 표지가 붙어있는 것만을 죽인다는 것이다.

앞에서 임파구는 부교감신경의 조정을 받고 있다는 말을 하였
으나, 암 공격을 장기로 하는 NK세포와 NKT세포는 교감신경의
지배를 받고 있어서 교감신경이 우세해지면 그 수가 증가한다.
그러나 NK세포가 방출하는 퍼포린 같은 공격무기는 부교감신

⬇ 암을 공격하는 4인방

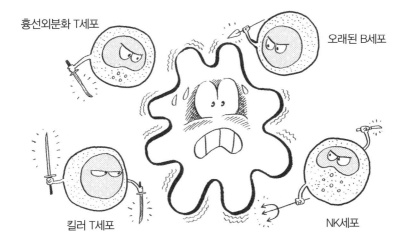

흉선외분화 T세포

오래된 B세포

킬러 T세포

NK세포

경이 우세하지 않으면 분비할 수가 없다.

이런 점에서 임파구가 암과 제대로 싸울 수 있으려면 몸이 부교감신경이 우세한 상태에 있어야 함을 알 수 있다. 부교감신경이 우세한 상태란 심신이 편안하여 웃음이 있고 마음이 느긋한 때이다.

몸의 컨디션이 이러한 때에는 혈관이 확장되어 혈액순환도 잘된다. 몸 안으로 발암물질이 들어오든, 암이 생기든 풍부한 피의 흐름으로 나쁜 것은 흘려보내고, 혈액의 흐름을 타고 순회하는 임파구가 암세포를 기세 좋게 쫓아낸다.

또 부교감신경이 우세해지면 세포의 분비와 배설 능력이 활발해지기 때문에 NK세포도 퍼포린을 가지고 가차없이 암을 공격할 수 있다. 이렇게 부교감신경이 우세한 상태에서는 임파구가 대체로 2,000개/mm³ 이상은 유지되고 있으므로 설령 암에 걸렸다 해도 여유 있게 싸울 수 있을 것이다.

교감신경의 긴장은 '암이 될 몸 상태'의 시작이다

그러나 일단 자율신경이 어지러워지면 순기능順機能을 하던 '자율신경-백혈구'의 연대가 이번에는 반대로 역기능逆機能을 하게 된다.

교감신경과 부교감신경은 시소seesaw처럼 서로 균형을 잡고 작용하면서 몸을 안정된 상태로 유지하고 있다. 처음에 이야기한 바와 같이 자율신경은 스트레스 따위의 영향을 받기 쉽고 이때 교감신경이 일방적으로 긴장하게 된다.

교감신경이 긴장하면 여러 가지 장애가 연쇄반응적連鎖反應的으로 일어난다. 이것이 '암이 되는 몸 상태'의 시작이다. 그러면 교감신경이 긴장하면 어떤 장애가 일어나는 것일까? 교감신경의 긴장은 온몸의 세포에 미쳐서 다음과 같은 장애를 가져온다.

교감신경 긴장상태가
불러오는 4가지 폐해

교감신경의 긴장이 지속되면 다음과 같은 4가지 폐해弊害가 생긴다.

① 과립구의 증가, 활성산소의 대량 발생으로 조직 파괴가 일어난다.

② 혈액순환장애가 생긴다.

③ 임파구가 감소한다.

④ 배설·분비 능력이 떨어진다.

과립구의 증가, 활성산소의 대량 발생으로 조직 파괴가 일어난다

자율신경 중의 교감신경은 과립구의 수와 작용을 지배한다. 스트레스 때문에 교감신경의 긴장이 지속되면 과립구가 증가함과 동시에 활성산소가 대량으로 생성된다. 그리고 활성산소의 강력한 산화력 때문에 세포가 죽거나 상하고 조직 파괴가 확대된다.

몸 안에서는 호흡으로 얻은 산소에서 발생하는 활성산소, 세포의 신진대사에서 생기는 활성산소 등 다양한 경로로 활성산소가 생성되는데, 활성산소 전체의 비율을 보면 과립구에서 방출되는 것이 70~80%를 차지하고 있다. 따라서 과립구가 증가하면 할수록 조직 파괴는 더욱 진전되는 것이다.

이것이 암을 비롯하여 염증성 질병, 위궤양, 장염, 궤양성 대장염, 치질, 치조농루齒槽膿漏 등 갖가지의 질병을 발생시킨다. 앞에서 암과 치질에는 차이가 없다고 한 말이 이제 이해될 것이다.

혈액순환장애가 생긴다

교감신경이 분비하는 아드레날린은 혈관을 수축시키는 작용이 있다. 그래서 교감신경의 긴장이 계속되면 세포가 지속적으로 아드레날린의 작용을 받기 때문에 온몸에 혈액순환장애가 일어난다.

혈액은 온몸의 세포에 산소와 영양분을 공급하고 노폐물과 몸에 불필요한 것을 회수하는 역할을 하는데, 혈액순환장애로 인해 이 사이클이 방해를 받으면 세포에 필요한 산소와 영양분이 공급되지 않고 노폐물이 정체하게 되는 것이다. 이렇게 발암물질과 유해물질이 계속 쌓여 가면 발암發癌을 촉진한다. 또 통증을 일으키는 물질과 피로물질이 쌓이게 되면 어깨 결림과 같은 증상이 나타난다.

임파구가 감소한다

백혈구 중의 과립구와 임파구의 비율은 그 사람의 자율신경의 밸런스에 따라 변동하며, 과립구와 임파구는 언제나 반대되는 작용을 한다.

교감신경이 긴장하면 부교감신경의 작용이 억제된다. 그 결과 부교감신경의 지배를 받고 있는 임파구의 수가 줄고 작용이 떨어진다. 구체적으로 말하면 암 면역에서 중심적인 작용을 하는 킬러 T세포의 수가 줄고 전투력이 떨어진다.

한편 NK세포의 수는 비록 늘지만 암을 죽일 때에 사용하는 퍼포린을 분비할 수 없게 되어 암을 죽이는 능력이 떨어지게 된다. 믿고 의지하는 킬러 T세포와 NK세포의 능력이 떨어지므로 재생세포가 암으로 변하는 것을 촉진하게 되는 것이다.

배설·분비 능력이 떨어진다

교감신경이 긴장하고 있을 때는 부교감신경의 작용이 억제되어 앞에서 설명한 바와 같이 장기와 기관의 배설·분비 능력이 떨어진다. 이 때문에 대소변의 배설이 힘들어지고 각종 호르몬의 분비에 이상이 일어나게 된다. 무엇보다도 장애가 되는 것은 NK세포의 작용이 떨어지는 점이다.

이와 같이 교감신경의 긴장상태는 암을 일으키는 몸 상태를 만들어간다. 다음 장에서는 스트레스가 암을 유발하는 시스템을 구체적으로 설명하겠다.

암이 어떻게 발생하는지 알아야 한다

교감신경의 긴장상태가
지속되면 암을 부른다

교감신경의 긴장 지속이 암 발생의 원인

암은 단 하나의 정상세포가 무한히 증식하는 암세포로 변하는 데서부터 시작되는 병이다. 암세포가 정상세포와 결정적으로 다른 점은, 정상세포는 분열 횟수가 정해져 있어서 무턱대고 증가하지 않지만 암세포는 무한히 증식한다는 것이다.

세포의 핵 속에 있으면서 세포분열을 컨트롤하고 있는 유전자 DNA가 어떤 이유에서 파괴되면 세포는 정상 증식을 하지 못하고 이상한 증식을 반복하는 암세포로 변모한다. 유전자를 손상시키는 원인의 으뜸으로는 자외선, 발암물질인 배기가스, 담배 속의 벤조피렌benzopyrene, 구운 생선이나 고기의 탄 부분, 산나물인 고사리의 독, 어떤 종류의 곰팡이 등을 들 수 있다.

그러나 나는 이러한 '외인성外因性 요인'은 전체 암의 30%이며, 발암을 촉진하는 것은 '내인성內因性 요인', 즉 과로, 마음의 고민,

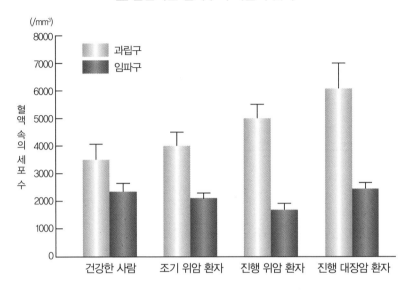

☑ 암환자는 임파구의 비율이 낮다

(/mm³)

혈액 속의 세포 수

과립구
임파구

8000
7000
6000
5000
4000
3000
2000
1000
0

건강한 사람   조기 위암 환자   진행 위암 환자   진행 대장암 환자

약의 과용 등 그 사람의 삶의 방식 그 자체에 원인이 있다고 본다. 이 3가지 내인성 요인은 어느 것이나 다 심신에 스트레스가 되어 강력하게 교감신경의 긴장상태를 초래하고, 그 결과로 '과립구의 증가(혈액순환장애) → 활성산소의 대량 발생 → 조직 파괴', '임파구의 감소 → 면역력 저하 → 분비 능력 저하'라는 암을 불러들이는 몸 상태를 착착 만들어가기 때문이다.

위의 그래프를 통해서 알 수 있듯이 실제 위암 환자의 과립구 수의 증가는 진행進行 암에서뿐만 아니라 조기早期 암에서도 확인된다. 이것은 위암이 될만한 사람은 이미 몸이 교감신경 긴장상태, 즉 암을 불러들일 상태에 있다는 것을 보여주는 것이다.

암을 일으키는 3가지 요인

과로, 마음의 고민, 소염진통제의 연속 사용이라는 이 3가지 내인성 요인이 어떻게 암을 유발하는지 좀더 자세히 살펴보자.

과로

과로로 쓰러지는 사람을 보면 크게 2가지 타입이 있다.

하나는 3~4개월의 단기간에, 하루에 3~4시간밖에 자지 않고 계속 일하는 타입으로, 이런 사람에게는 '돌연사'가 일어날 확률이 높다. 사인死因의 태반은 심장질환이다.

단기간 집중적으로 지나치게 일하는 사람의 경우 먼저 적혈구에 이상이 일어난다. 교감신경이 극도의 긴장상태가 되면 과립구에 의해서 적혈구가 파괴되고, 정상이라면 따로따로 떨어

져서 흘러야 하는 적혈구가 탄력성을 잃고 서로 엉겨붙게 된다
(p.64 사진 참조).

⬇ 스트레스로 적혈구가 서로 엉겨붙는다

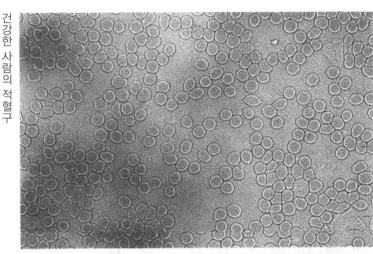

건강한 사람의 적혈구

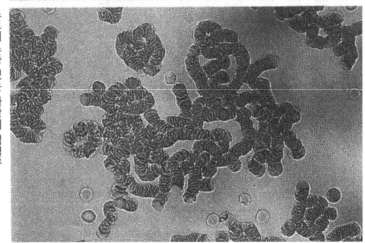

스트레스가 있는 사람의 적혈구

마치 별사탕이 이어져 있는 것처럼 보이는 이 현상을 구멍이 있는 엽전을 늘어놓은 모양 같다고 해서 '적혈구의 연전현상連錢現象'이라고 한다. 이렇게 되면 피가 흐르기 어렵게 되어 혈액순환장애가 온몸에서 일어난다. 심장에 영양분을 공급하는 관상동맥에서 피의 흐름이 멈추면 심근경색心筋梗塞으로 쓰러지게 되는 것이다.

과로로 쓰러지는 다른 하나의 타입은 암에 의한 사망이다. 돌연사와 결정적으로 다른 점은 장기간에 걸친 과중한 노동이 계속되고 있다는 것이다. 이 타입은 5년, 10년이 걸려 암이 발생한다.

그런데 과로가 왜 나쁠까? 활동량이 많은 사람은 세포의 재생이 일어나기 쉬워서 암의 발생빈도가 높아지기 때문이다. 어떤 조직에서 세포가 깨어져 죽으면 그 근처에서 다시 새로이 세포분열이 일어나 증식하여 없어진 몫을 보충한다. 이런 작용을 '세포의 재생'이라고 하는데 이 세포분열을 촉진하고 있는 것이 활성산소이다. 에너지 소비가 심한 활동적인 사람은 본래 과립구가 많기 때문에 활성산소의 생성도 많아진다. 그 결과 세포의 분열증식이 매우 빠른 속도로 진행된다.

우리의 몸 안에서 세포분열이 활발한 장소는 장의 상피上皮(피부와 닮은, 장기를 덮는 조직)세포, 폐, 위, 유선乳腺 등이다. 이들 재생이 활발한 부위는 암이 되는 위험도가 특히 높다(p.66 그림 참조).

⬇ 암의 주된 발생 부위

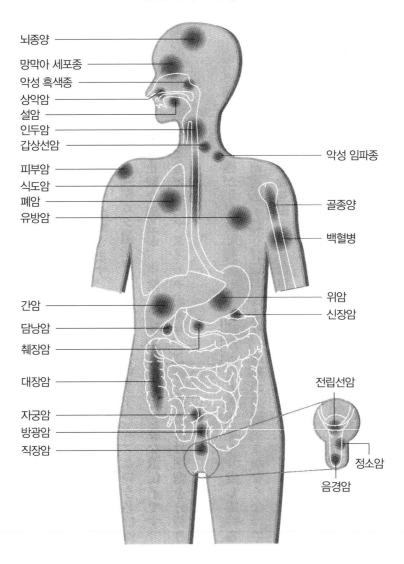

뇌종양

망막아 세포종

악성 흑색종

상악암

설암

인두암

갑상선암

피부암

식도암

폐암

유방암

간암

담낭암

췌장암

대장암

자궁암

방광암

직장암

악성 임파종

골종양

백혈병

위암

신장암

전립선암

정소암

음경암

야간에 잔업을 한 데다 아침인데도 불구하고 대량의 알코올을 마시는 생활을 계속하면 과립구가 많아져서 활성산소가 증가한다. 이렇게 해서 조직 파괴가 진행되면 상처를 회복하기 위하여 세포의 증식을 담당하는 증식 관련 유전자가 작용한다.

이 증식 관련 유전자를 '원형原型 암 유전자'라고 부른다. 암이라는 이름이 붙어있기는 해도 원래는 정상의 세포가 정상으로 증식하기 위하여 필요한 유전자이다. 보통은 세포증식이 필요한 때에 한해서 스위치가 들어가서 필요한 횟수만큼 세포를 분열시킨다.

⬇ 스트레스가 암 발생으로 이어지는 메커니즘

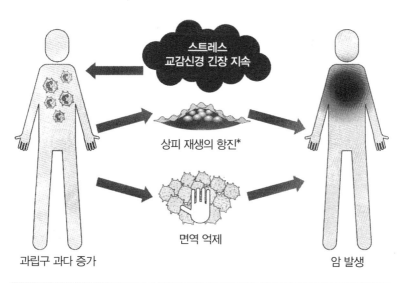

스트레스
교감신경 긴장 지속

상피 재생의 항진*

면역 억제

과립구 과다 증가   암 발생

* 암 유전자는 전부 상피 재생을 위한 증식 관련 유전자

그러나 교감신경의 긴장상태가 몇 년씩 장기간 지속되고 조직이 몇 번식이나 재생을 반복하고 있으면, 머지않아 이 세포증식 관련 유전자에도 이상이 일어나서 증식의 조절이 불가능하게 된다. 그렇게 되면 세포를 무한증식으로 몰아가는 '암 유전자'가 되어버리는 것이다(p.67 그림 참조).

교감신경이 고도로 긴장되어 있을 때에는 부교감신경이 억제되어서 암과 싸울 임파구의 수가 감소한다든지 작용이 나빠진다. 이렇게 되면 어떻게 해볼 도리가 없는 상태가 된다.

가혹한 노동은 곧바로 과립구를 증가시킨다

여기서 무리한 노동이 얼마나 과립구를 증식시키는지 한 예로써, 심야근무를 한 간호사의 혈액 데이터를 보기로 한다. 이 데이터는 후쿠다 미노루 선생이 이전에 근무하던 병원에서 조사한 것이다.

다음 그림은 간호사의 심야근무 전후에 채혈採血을 한 결과이다.

이 조사에 참여한 간호사는 모두 12명이며 평균 연령은 34.3세였다. 채혈은 두 차례 했는데 첫 번째는 잠시 수면을 취하기 위하여 집으로 돌아가는 저녁 5시경, 두 번째는 인계사항을 마치고 귀가하기 전의 오전 10시경에 하였다.

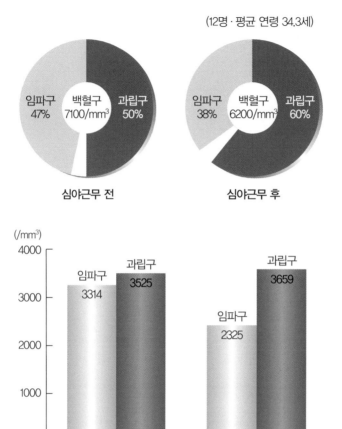

⬇ 간호사의 심야근무 전후의 백혈구

(12명 · 평균 연령 34.3세)

임파구 47% | 백혈구 7100/mm³ | 과립구 50%

심야근무 전

임파구 38% | 백혈구 6200/mm³ | 과립구 60%

심야근무 후

(/mm³)

임파구 3314 | 과립구 3525

심야근무 전

임파구 2325 | 과립구 3659

심야근무 후

후쿠다 선생의 말에 의하면 심야근무를 마친 간호사는 측은할 정도로 초췌해지고 피부는 심히 까칠하며 눈 가장자리가 거뭇해져 있었다고 한다. 간호사들의 그러한 소모상태를 반영하여 백혈구의 수도 변해 있었다.

20대라도 백혈구의 총수는 감소한 반면 과립구의 비율은 약 10% 증가했으며 임파구의 비율은 약 10% 감소하였다. 연대별 비율에서 보면, 하룻밤 사이에 약 10% 노화한 것과 맞먹는다. 좀더 구체적으로 말하면 20대는 30대로, 30대는 40대로 하룻밤 사이에 늙어버린 것이 된다. 과로에 의한 스트레스가 몸에 미치는 악영향은 이처럼 분명하게 나타난다.

50대 남성 교사의 사례

이번엔 어느 중학교의 교감으로 있는 어떤 남성의 예를 소개하겠다. 임의로 그를 H씨라고 하자. 50대인 H씨는 대단히 근실한 성격의 소유자로, 남에게 부탁을 받으면 거절하지 못하고 반드시 수행하는 사람이다.

3년 전쯤 현재의 중학교에 부임했을 때도 그는 새 환경에 익숙해지려고 필사적으로 일에 몰두했다. 그런데 직장환경은 H씨가 바라던 것처럼 평온하지 않았다. 왜 그러는지 교장 선생이 사사건건 H씨에게 생트집을 잡았다.

H씨는 일과 서류정리에 힘쓰는 한편 학생들을 귀여워했다. H씨는 아이들에게는 매우 인기가 있었다. 1년 반쯤 지나서 H씨는 췌장암에 걸린 것을 알게 되었고, 그 후 그의 생활은 일변했다. 다른 중학교에 교사로 있는 부인과도 의논하고 휴직을 고려했

다. 그런데 그 교장 선생이 "제대로 일을 해주지 않으면 한직으로 보내겠어요" 하는 말을 하자 H씨는 하는 수 없이 집에서 통원 치료를 할 수밖에 없었다. 최근에 H씨는 퇴직하는 방향으로 마음이 움직이고 있다고 한다.

"이런 직장환경은 어디에나 있지" 하고 참는 것은 안 된다. H씨처럼 마음의 비애와 일의 괴로움 때문에 암이 되는 것이다.

마음의 고민

인간관계의 고민은 장기화되는 경우가 많다

마음의 고민도 역시 교감신경의 지속적인 긴장을 초래한다. 특히 인간관계에 관련한 고민은 하루아침에 해소하기가 어렵고 고민이 장기화되기 마련이다.

예를 들면 남편과의 불화, 부채의 괴로움, 실직 등에서 오는 스트레스로 '괴롭다, 슬프다, 앞으로 어떻게 하면 좋을까' 등의 감정이 일어나면 그런 것이 뇌의 대뇌변연계大腦邊緣系라는 부위에서 감지되고 뇌의 시상하부視床下部(자율신경, 내분비 기능, 식욕, 성욕 등을 컨트롤하는 기관)에 전달된다.

스트레스의 자극은 시상하부를 통하여 두 개의 루트로 몸에 작용한다. 하나는 시상하부에서 뇌하수체에 이르는 루트인데 부신

피질 호르몬의 분비를 촉진한다. 또 다른 하나는 시상하부에서 자율신경에 직접 접속하는 루트인데 아드레날린과 노르아드레날린의 분비를 촉진하며, 심근心筋(심장의 근육)에 직접 작용하여 심장의 수축력을 높이기도 하고, 심박수心拍數를 높이기도 한다.

근심걱정과 고민거리로 마음이 언제나 편치 못하면 그만큼 교감신경의 긴장상태가 지속된다. 그렇게 되면 과립구 수의 증가, 혈액순환장애, 조직 파괴, 면역력 저하 등의 일련의 현상이 일어나서 결국 암에 이르게 된다.

남편이 스트레스가 되어 위암에 걸린 여성의 사례

50대 후반인 S씨는 매우 독선적이고 교만한 남편을 두었다. S씨의 남편은 때로 마음에 들지 않는 일이 있으면 밥상을 뒤집어엎기도 하였다. S씨는 이러한 남편에게 신경을 쓰고 남편이 귀가할 때는 현관에서 공손히 인사하며 맞이하였다고 한다.

이 부부에게는 딸이 셋 있었는데, 딸들이 결혼을 하여 독립할 즈음에 S씨는 위암에 걸렸고 발병한 지 3년 남짓하여 세상을 떠났다.

S씨는 남편이 밥상을 뒤집어엎을 때마다 마음이 아팠을 것이다. 있어서는 안 되는 스트레스 때문에 S씨는 암에 걸려 죽은 것이다.

다음 그래프는 급성 스트레스가 얼마나 몸에 나쁜 영향을 주는 지를 알아본 쥐 실험결과를 나타낸 것이다.

쥐를 쇠그물로 둘러싼 다음 12시간, 24시간 후에 간장에 있는 NK세포와 NKT세포의 수를 조사했는데, 스트레스를 주지 않은 쥐에 비하여 쇠그물로 둘러싼 쥐에서는 NK세포, NKT세포가 모두 감소하였다.

1장에서 설명한 대로 이들 세포는 암 공격을 특기로 하며 본래는 교감신경의 지배를 받고 있다. 그러나 스트레스가 극한에까지 이르면 아드레날린의 작용으로 여러 가지 반응이 생기고 마지막에는 임파구가 죽음에 이르게 된다.

⬇ 급성 스트레스와 임파구

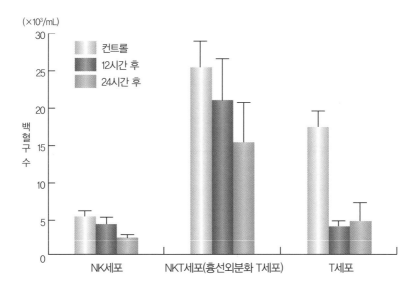

심장이 두근거리는 충격적인 일, 슬픈 일, 괴로운 일이 있을 때 사람의 몸에도 이와 같은 반응이 일어난다고 생각하면 된다.

소염진통제의 연속 사용

고령자 암 발생의 커다란 원인

나이가 들어감에 따라 고령자들은 허리와 무릎의 통증을 호소하게 되고, 소염진통제와 같은 약물을 장기간 사용하게 된다. 나는 이러한 약물에의 의존성이 고령자의 발암 원인의 80%를 차지한다고 본다.

소염진통제의 대표적인 성분으로는 아스피린aspirin, 인도메타신indomethacine, 케토프로펜ketoprofen 등이 있다. 이런 성분은 몸 안에서 프로스타글란딘prostaglandin이라고 하는 물질이 만들어지는 것을 억제하는 작용이 있다. 프로스타글란딘은 지각신경을 과민하게 하여 통증을 일으키는 작용이 있으므로 이 물질이 줄어들면 통증이 완화된다.

그런데 프로스타글란딘에는 교감신경의 긴장을 억제하는 작용도 있어서 이것이 생성되지 않으면 교감신경에 브레이크를 걸 수 없게 되어 과립구가 증가하고 활성산소가 대량 발생하여 조직 파괴가 진행된다.

소염진통제(아스피린, 인도메타신, 케토프로펜)를 투여한 쥐의 실험에서도 골수에서의 과립구 생성은 투여량이 증가함에 따라 늘어나는 것을 알 수 있다(p.76 그림 참조).

난처하게도 소염진통제의 연속 투여는 교감신경의 긴장상태를 만들어내고, 다음과 같은 온갖 증상과 새로운 질병을 초래한다.

어깨 결림, 요통, 식욕 부진, 위염, 위궤양, 고혈압, 변비, 치질, 치조농루(齒槽膿漏), 정맥류, 자궁내막증, 난관유착, 불임, 만성피로, 전신권태, 수족냉증, 불면증, 빈뇨, 구갈증(타액이 끈적하다), 목소리가 쉰다, 머리가 무겁다, 관절이 무겁고 아프다, 불안, 공포, 지각이 둔하다, 여위어 수척하다, 발암, 다장기부전(多臟器不全), 백내장

이 새로운 증상에, 이번에는 강압제(혈압을 낮추는 약), 수면제, 설사약, 위장약, 순환개선제 등이 처방되는 등 대증요법對症療法(증상만을 치료하는 치료법)의 악순환은 끝나지 않는다. 환자를 살리는 유일한 방법은 모든 약을 끊는 일이다.

⬇ 소염진통제에 의한 골수세포의 활성화

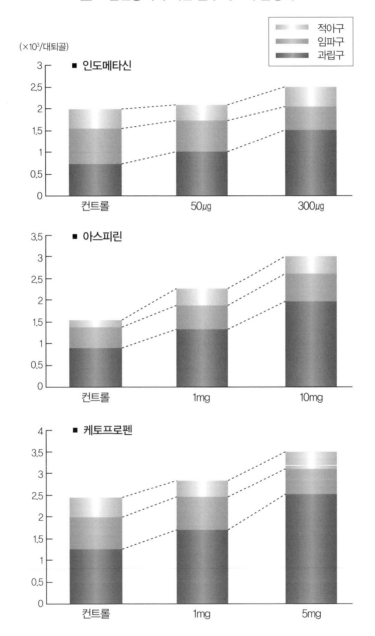

(×10³/대퇴골)

범례
- 적아구
- 임파구
- 과립구

■ 인도메타신
- 컨트롤
- 50μg
- 300μg

■ 아스피린
- 컨트롤
- 1mg
- 10mg

■ 케토프로펜
- 컨트롤
- 1mg
- 5mg

암에 걸리지 않기 위한
6가지 지침

부교감신경이 우세한 몸 상태를 만든다

몸이 암이 되는 상태와 암이 되지 않는 상태는 매우 알기 쉽다. 암이 되지 않는 상태는 부교감신경이 우세하므로 '몸이 따뜻하다', '쾌면快眠 · 쾌변快便', '밥맛이 있다', '기분이 느긋하다', '즐겁다'고 느껴질 때이다.

물론 언제나 이럴 수는 없을 것이다. 낮에 활동할 때는 업무 때문에 긴장이 되는 경우도 있다. 요는 밸런스의 문제이다. 힘차게 척척 일할 때가 있는가 하면 느긋하게 쉬는 때도 있어야 한다. 그에 따른 완급 · 강약이 있으면 괜찮다.

아무리 부교감신경이 우세하다고 해도 폭음暴飲 · 폭식暴食, 운동 부족 등 게으름을 피우면 마지막에는 몸이 '이렇게 게으른 것은 싫다'라고 반응하여 심박수를 높여서 에너지를 소비하려고 한다. 그렇게 되면 결국 몸은 교감신경 긴장상태로 향하게 된다. 무슨 일이나 적절하게 하는 것이 암이 되지 않는 몸 상태를 만드는 요령이다.

암을 예방하려면 다음의 6가지 항목을 명심하고 실천해 보자.

① 과로하지 않고 충분한 수면을 취한다.

② 마음에 고민을 품지 않는다.

③ 장의 작용을 높인다.

    – 식이섬유, 버섯류를 섭취한다.

    – 서플리먼트(supplement : 영양보조식품)에 지나치게 의존하지 않는다.

④ 혈액순환이 잘되게 한다.

    – 운동, 호흡, 손톱 마사지, 목욕, 햇볕을 적당하게 쪼인다.

⑤ 약의 과다 사용에서 벗어난다.

⑥ 암 검진은 받지 않는다.

이 가운데서 서플리먼트, 즉 영양보조식품에 대한 주의와 암 검진에 관한 이야기를 해두겠다. 다른 항목에 관해서는 이 장과 4장의 '암을 고치기 위한 4가지 대책'을 참고하기 바란다.

서플리먼트에 지나치게 의존하지 않는다

최근 서플리먼트 붐이 일어나고 있다. 서플리먼트란 비타민, 미네랄, 단백질, 아미노산 등의 영양소 또는 허브의 유효성분 등 몸에 유용하다는 식품성분이 들어 있는 가공식품을 말한다.

서플리먼트가 종류도 다양하고 값도 싼 것이 많아진 탓인지 '이것을 먹어두면 안심'이라고 생각하며 식사의 보충으로 활용하는 사람이 많아진 듯하다. 특히 항산화작용이 있는 β카로틴(몸 안에서 비타민 A로 변하는 물질), DHA docosahexaenoic acid, EPA eicosa pentaenoic acid에는 인기가 몰리고 있는데, 과잉 섭취하지 않도록 조심하기 바란다.

왜냐하면 항산화작용이 있는 것을 과잉 섭취하면 몸 안에 산화물로 정체하게 되고 이것이 활성산소를 발생시키기 때문이다. 배설할 수 있는 양을 섭취하는 것은 괜찮지만 대량으로 섭취하면 반드시 발암의 위험성이 높아진다.

이상적인 것은 음식물을 통해서 충분한 영양을 섭취하는 것이다. 그래야 먹을 수 있는 양에 한계가 있고 과잉 섭취를 방지할 수가 있다.

공포심을 부추기는 암 검진은 받지 않는다

"암환자가 되고 싶지 않으면 암 검진을 받지 마세요!"

이런 말을 하면 놀라겠지만, 나는 몇 가지의 이유에서 암 검진에는 반대하고 있다. 그 이유를 말해 보겠다.

암 검진을 권하지 않는 이유 1 - 유효성에 대한 의문

내가 암 검진을 권하지 않는 이유 중의 하나는 유효성에 대한 의문 때문이다. 검진 추진파는 "암 검진을 실시하는 편이 사망률이 낮다"라고 주장한다. 그러나 통계를 어떻게 취하느냐에 따라서 결과가 역전하는 일도 있다.

암 검진의 가부可否를 둘러싸고 방대한 논의가 오가는 가운데서 검진이 "효과가 있다"라고 하는 의견과 "효과가 없다"라고 하는 의견은 반반이다. 효과가 있다, 효과가 없다에 대하여 논의할 때 검진 옹호파의 전문가는 "효과가 없다"라는 논문을 수리하지 않는다.

이런 악조건 속에서도 해외 논문에는 "암 검진을 받은 쪽이 발암률이 높다"라고 언급한 것이 있다. 만약 공평하게 암 검진의 가부를 묻는다면 현재만큼 "효과가 있다"라는 목소리는 높아지지 않을 것이다.

암 검진을 권하지 않는 이유 2 - 암 검진에 대한 공포심이 발암을 촉진한다

암 검진을 권하지 않는 또 하나의 이유로 암 검진이 초래하는 '공포심'이 있다. 가령 위암 검사를 하고 '정밀검사를 요한다'는 결과가 나왔다고 하자. 그렇게 되면 정밀검사를 받기까지의 기간에, 실제로 암에 걸린 것과 똑같을 정도의 공포심을 느끼게 되는 것이다.

암 검진으로 위에 이상이 발견되는 사람이란, 본디 스트레스가 있어서 위의 점막이 거칠어져 있는 사람이다. 다시 말하면 이미 교감신경이 긴장상태에 있는 사람이 거듭 공포를 느끼게 되고 이것이 도리어 발암을 초래한다는 것이다.

⬇ 암 검진으로 심한 충격을 받았다

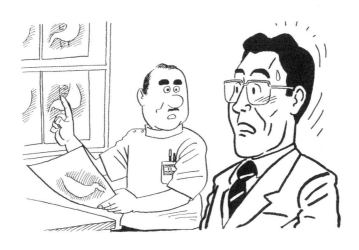

이 말을 하는 나 자신도 40세 때에 위암 검진을 받았는데 "정밀 검사를 요한다"는 말을 듣고 심한 쇼크를 받은 적이 있다.

이렇다 할 자각증상은 없었지만, 검사 결과는 왠지 '위암이 의심스러움. 정밀검사를 요함'이어서 3주 후에 재검사를 하게 되었다.

이 3주간이 나에겐 지옥 같은 나날이었다. 특별히 위암이라고 확인된 것이 아닌데도 머릿속은 '만약 위암이면 어떻게 하지'라는 불안과 공포에 점령되고 말았다. 가족에게는 걱정을 끼치지 않으려고 검사 결과를 알리지 않았기 때문에 혼자서 고민을 했다. 식욕마저 잃어서 식사는 전혀 할 수가 없었다.

1주일쯤 지나자 너무 괴로워서 견딜 수가 없게 되었다. 그래서 나는 아는 소화기내과 의사에게 전화로 사정을 말하고, 앞으로 2주간이나 더 검사를 기다리는 것은 괴로우니 좀 봐달라고 하소연을 했다.

"그런 건 조금도 걱정하실 필요 없어요. 암 검진에서 실제로 발견되는 사람은 20분의 1도 안 됩니다. 그러니까 안심하세요."

그는 이렇게 위로할 뿐 더 이상 상대해 주려고 하지 않았다. 나는 결과를 빨리 알 길이 없게 되자 하는 수 없이 내시경 검사일을 기다리기로 했다. 도대체 일이 손에 잡히지 않고 식욕도 없었다. 그 때문에 몸무게가 3주 동안에 무려 8kg나 빠져버렸다. 거울에 비치는 얼굴은 뼈와 가죽뿐일 정도로 수척해졌다.

드디어 운명의 날이 왔다. 내시경 검사를 한 의사는 나의 위를 들여다보고 깜짝 놀라며 말했다.

"상당히 위가 상했는데요. 이 상태로 용케 밥을 잡수셨군요."

"아니요, 전혀 먹을 수가 없었습니다."

"위의 점막 전체가 문드러져 있지만 암은 없습니다."

암이 아니다! 그러면 그렇지! 마음이 놓이는 순간, 갑자기 배가 고파서 참을 수가 없었다. 나는 암 검진 센터에서 나오자마자 눈에 띄는 식당에 뛰어들어가 커틀렛 덮밥을 곱빼기로 주문하고 게눈 감추듯 먹어버렸다. 그때의 그 음식 맛이라니!

그 당시에 내가 왜 암 검진에 걸려들었는지 지금에 와서야 알았다. 암 검진을 받던 바로 그 무렵에 나는 교수 선발의 결과를

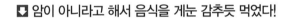

⬇ 암이 아니라고 해서 음식을 게눈 감추듯 먹었다!

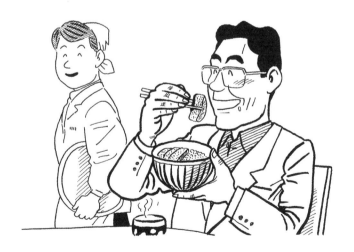

기다리는 중이어서 마음이 안정되지 않는 나날을 보내고 있었다. 그 스트레스로 인해 교감신경이 긴장하고 과립구가 증가하여 위의 점막이 거칠어졌던 것이다.

그러나 당시에는 그런 것은 생각지도 못했다. 그저 '암이라면 어떻게 하지' 하고 외곬으로 생각할 뿐이었다. 이 공포감이 더욱 교감신경을 긴장시켰을 것은 말할 것도 없다. 소화기관의 활동은 부교감신경이 지배하고 있으므로 당연히 스트레스가 쌓이면 식욕도 없어진다.

그 후 내가 좀더 검사를 기다리게 되었더라면 진짜로 암이 되었을지도 모른다. 그만큼 공포심이라는 것은 사람을 막다른 골목에 몰아넣고 몸을 뿌리째 파괴하는 위력이 있다.

만약 40세 때 지금처럼 자율신경과 백혈구의 상관관계를 알고 있었다면 대응방법이 완전히 달랐을 것이다. 내가 왜 암 검진에 걸려들었는지 바로 알 수 있기 때문이다. "암이 의심스럽다"라는 말을 들었을 경우 "이것은 교수 선발의 일이 스트레스가 되어서 위를 상하게 하였군"라며 이내 알아차리고 걱정하지 않았을 것이다. 설령 위암이라는 말을 들었어도 '머, 나을 테니까 괜찮아'라고 생각하며 즉시 치유의 세계로 들어갔을 것이다.

나의 체험은 결코 특수한 것이 아니다. '암이 의심스럽다. 정밀검사를 요함'의 공포는 누구나 경험하는 것이다.

암 검진을 권하지 않는 이유 3 - 자가 진단이 중요하다

암의 조기 발견이 좋지 않다고 말하는 게 아니다. 자기가 암에 걸린 것을 일찍 아는 것은 매우 좋은 일이다. 이를 계기로 생활을 재점검하고 부교감신경을 자극하는 생활을 하여 암을 일찍 감치 고칠 수 있기 때문이다.

내가 강조하고 싶은 말은 암 검진으로 열심히 암을 찾는 것보다 평소의 생활 속에서 몸의 컨디션을 체크하는 것이 더 중요하다는 것이다.

예를 들면 몸의 컨디션에 관해서 이런 점은 없는가?

□ 얼굴빛이 나쁘다.
□ 쉽게 피로하다.
□ 식욕이 없다.
□ 잠을 이루지 못한다.

이런 자각증상이 있으면 다음과 같이 생활을 뒤돌아보자.

□ 과로하고 있지 않는가?
□ 고민거리에 짓눌려 있지 않는가?
□ 특정한 약을 계속 복용하고 있지 않는가?
□ 폭음, 폭식을 계속하고 있지 않는가?

그래서 짐작 가는 점이 있으면 그것을 제거하고 열흘 정도 상태를 본다. 그래도 어쩐지 몸의 컨디션이 회복되지 않는다면 그때 가서 검사를 받으면 좋을 것이다.

　독자 여러분 중에는 '그렇게 한가하게 대처하고 있으면 암이 진행되고 만다', '암을 못 보고 놓치고 만다', '때를 놓친다' 등등 걱정하는 사람이 있을 것이다.

　그러나 그런 염려는 없다. 지금 열거한 몸의 컨디션 체크와 생활의 재점검을 아울러 실행하면 암에 걸려 있더라도 조기에 발견할 수가 있다. 암이 진행하는 것은 몸의 컨디션이 나쁜 데도 불구하고 무리를 계속하기 때문이다. 몸 상태가 나쁘다는 것을 자각하고서 나름대로의 몸조리를 하면 암은 진행하지 않는다.

　종종 암은 진행할 때까지 증상이 없다는 말을 하는데, 이것은 틀린 말이다. 몸에 암이 생길 상태가 되면 어떤 징조가 나타난다.

　환자에게 암에 걸리기 전의 몸 상태에 대해서 물어보면, 태반의 사람들이 감기 비슷한 열이 몇 번인가 났다거나, 또는 미열이 나고 몸이 나른한 경우가 있었다는 대답을 한다. 이것은 '방종양증후군傍腫瘍症候群'이라고 부르는 현상이다. 몸 속에 이상한 자기세포가 생기면 임파구가 이것을 공격한다. 그때에 나는 열이다. 즉, 본격적인 암이 되기 전에 임파구는 몇 번씩이나 암을 죽이고 있는 것이다.

　가벼운 열이 나서 몸이 무거운데 일을 계속하고 있으면 또다시 암이 되살아나고, 얼마 지나지 않아 본격적인 암이 된다. 조기에 발견할 기회를 놓치는 것은 몸의 컨디션을 무시하기 때문이다. 몸이 말하는 소리를 잘 듣고 있으면, 암 검진에 의존하지 않아도 암을 조기에 발견할 수 있다.

여성의 경우 유방암 자가 진단을 하는 것은 좋은 일이라고 생각한다. 그러나 이것도 너무 신경과민이 되지 않도록 한다.

건강진단을 받지 않으면 마음이 놓이지 않는 사람은 혈압과 혈당치, 간 기능치, 백혈구의 총수, 과립구와 임파구의 비율 등 검사결과를 들었을 때 자기 나름대로 처리할 수 있는 범위에서 체크를 받으면 좋을 것이다. 특히 백혈구의 밸런스를 조사하는 것은 자기 몸의 컨디션을 파악하는 데 알맞은 자료가 될 것이다.

백혈구의 총수는 그 사람의 활동량에 비례하고 활발한 사람일수록 수가 증가한다. 백혈구의 이상치理想値는 5,000~8,000개/mm³이다. 감기에 걸렸다든지, 상처를 입은 것도 없는데 백혈구의 총수가 1만 개/mm³ 이상인 경우는 하루의 에너지 소비가 너무 많은 사람, 즉 지나치게 일을 많이 하는 사람이다. 이런 사람은 교감신경의 긴장이 지속되고 있어서 암을 불러들일 몸 상태가 되어 있으므로 하루의 업무량을 줄일 필요가 있다.

이처럼 암 검진을 받지 않고도 간단한 자기 검진을 통해 몸의 컨디션을 관리하여 암을 예방할 수 있다. 이것이야말로 바람직한 조기 발견, 조기 치료의 방법이 아닐까?

잘못된 치유가
암 치료를 가로막는다

암 치유를 방해하는
3대 치료법

항암제 치료, 방사선 치료, 수술은 받으면 안 된다

일반적인 암 치료에는 항암제 치료(화학요법)·방사선 치료·수술요법이 있다. 이들 방법은 암을 공격하여 배제하기 때문에 '암의 국소요법局所療法'이라고도 한다.

항암제 치료는 독성이 강한 약물을 투여하여 암을 죽인다. 방사선 치료는 방사선을 병소病巢에 조사照射하여 암을 죽인다. 수술요법은 암을 수술로 제거한다.

어느 치료법을 택하느냐는 암의 진행상태와 암의 종류, 환자의 상태에 따라 다르다. 암이 조기早期이고 아직 다른 장기에 전이되지 않은 경우에는 압도적으로 다수의 의사가 수술을 권할 것이다. 조기早期를 지나서 전이가 보이는 경우에는 수술에 항암제 치료나 방사선 치료를 병용하든지, 항암제 치료와 방사선 치료로 대응하기도 한다.

백혈병이나 뇌종양 등 암이 발생한 장기에 따라서는 수술을 할수 없는 경우도 있다. 그런 경우엔 항암제 치료와 방사선 치료를 한다. 어느 방법을 택하든 간에 치료의 목적은 암을 철저하게 공격하여 암을 작게 하거나 줄이는 데 있다.

의학의 발달에 따라 '암의 3대 용법'이라 부르는 '항암제 치료·방사선 치료·수술' 이 3가지 치료법은 그 목적을 달성하고 있는 것 같은 인상을 우리에게 주고 있다. 그러나 유감스럽게도 이들 치료법이야말로 몸을 질병에서 지켜주는 혈액 속의 성분인 임파구를 파괴하고, 생체生體에 소모消耗를 가져와서 암 치유를 저해하는 최대의 원인이 되고 있다.

가령 항암제 치료를 1Kur(특정의 치료를 계속하는 일정기간) 실시했다고 하자. 깜짝하는 사이에 흉선이 오그라들어서 말초혈 속의 T세포, B세포가 감소하고 이어서 NK세포와 흉선외분화 T세포가 감소한다. 최초의 1Kur에서 임파구의 수가 격감하는 것이다.

2~3Kur 이후에는 골수의 혈액세포를 만드는 작용이 떨어지는 골수 억제가 일어나고, 적혈구와 혈소판이 감소하여 빈혈이 되고, 마지막에는 과립구와 매크로파지가 줄어서 평소 같으면 방어할 수 있는 감염증에 걸리게 된다.

방사선 치료에서도 마찬가지의 현상이 일어난다. 방사선은 조직에 대한 파괴력이 대단히 강하기 때문에 방사선을 조금 조사照射하기만 해도 흉선은 일순간에 오그라들고 만다.

오랫동안 면역을 연구해온 입장에서 여러분에게 말할 수 있는 것은 항암제 치료, 방사선 치료는 절대로 받아서는 안 된다는 것이다. 수술도 가급적 피하고, 수술이 꼭 필요한 경우라면 국소局所에 한정해야 한다. 다음에서 개개의 치료법의 문제점을 보다 자세히 설명하겠다.

항암제 치료

항암제는 발암제이다

항암제는 암세포에 대한 작용의 차이에 따라 몇 가지의 종류가 있다. 작용이 다른 몇 가지의 약을 병용하면 살상력殺傷力도 강해져서 암세포를 확실하게 죽일 수 있다. 그러나 이 약이 무서운 것은 암세포뿐만 아니라 정상세포도 구별하지 않고 함께 죽여버린다는 점이다.

본래 암세포는 자기의 몸속에서 생긴 것이므로 그 구조가 정상의 세포와 별반 다르지 않다. 항암제는 암세포처럼 증식 속도가 빠른 세포를 죽이도록 만들어졌기 때문에 정상세포일지라도 세포분열이 활발한 것은 암세포와 마찬가지로 죽임을 당하는 것이다.

골수에서 만들어지는 혈액세포, 소화기의 세포, 모근세포 등

증식이 활발한 세포는 항암제의 알맞은 표적이 된다. 이런 세포가 파괴되면 백혈구의 감소, 혈소판의 감소, 출혈하면 지혈이 잘되지 않음, 빈혈, 부정맥, 황달, 구역질, 구토, 식욕 부진, 탈모, 말초신경장애, 권태감, 심근장애, 호흡곤란, 간질성 폐렴, 간기능장애, 신장기능장애, 방광염, 골다공증 등 여러 가지의 부작용이 일어난다.

항암제의 부작용에서 심각한 것은 면역력이 떨어진다는 점이다. 골수에 있는 조혈 줄기세포(혈소판, 적혈구, 매크로파지 등 각종 혈액세포의 근원이 되는 세포)가 장애를 받으면 백혈구, 적혈구, 혈소판 등의 혈액세포가 만들어지기 어렵게 된다. 본래 암은 교감신경의 긴장에서 생기는 질병으로 임파구가 감소해 있는 상태이다. 거기에 항암제를 사용하면 임파구는 더욱 감소해 버린다. 항암제 치료로 임파구의 수가 300~500개/mm³까지 감소하는 경우가 드물지 않다.

임파구가 감소하면 그에 따라 프로스타글란딘이라고 하는 호르몬이 생성되지 않게 된다. 프로스타글란딘은 교감신경의 긴장을 억제하는 작용이 있는데, 이것이 생성되지 않으면 교감신경의 긴장에 브레이크가 듣지 않게 된다. 그 결과 과립구가 더욱 증가하여 강력한 산화작용을 하는 활성산소가 대량 방출되고 조직은 더욱 넓게 파괴되어 간다.

교감신경이 긴장한 상태에서는 세포의 분비·배설 기능이 떨어지기 때문에 암세포를 공격하는 NK세포는 퍼포린을 분비하지 못하여 쓸모가 없다. 비록 암이 줄어들거나 소멸해도, 이처럼 면역력이 떨어진 상태에서는 1~2년 후에 재발할 가능성이 높다. 암이 되살아났을 때에 생체쪽에서는 거의 반격을 하지 못하게 된다.

5년 생존율의 실태

항암제의 유효성을 판정하는 잣대 중의 하나에 '5년 생존율'이 있다. 5년 생존율이란 암 치료를 시작한 때부터 5년간 살아남은 환자의 비율을 나타내는 수치이다. 의사가 "이 약이라면 5년 생존율이 가능합니다"라고 말해도 마음을 놓을 수 없다. 그것은 하루하루 활기 있게 사는 5년간이 아니라 재발의 고통이 따른다든지, 항암제의 부작용으로 몸의 상태가 나빠져서 고통을 맛보며 사는 5년에 지나지 않기 때문이다.

"항암제는 효과가 있습니다"라는 말의 '효과가 있다'의 진짜 의미는 암이 축소 또는 소실되는 것을 말하는 것이지 환자가 평온하게 수명을 다한다는 의미는 아니다.

'암이 작아져서 치료는 성공했는데 환자는 살아나지 못했다' 이것이 항암제 치료의 현실이다. 많은 사람들이 항암제의 작용을 착각하고 있다. 여러분이 부작용이라고 여기고 있는 것이 바로 항암제의 주된 작용이며 암이 작아지는 것은 부작용인 것이다.

"부작용은 있지만 받을 가치가 있는 치료입니다."

"치료가 끝나면 몸 상태가 좋아집니다. 걱정 없습니다."

"부작용을 경감시키는 약제가 있기 때문에 괜찮습니다."

의사가 이렇게 말해도 곧이들으면 안 된다. 단호하게 거절하기 바란다.

30년 전 수련의 시절의 체험

수련의 시절의 내 경험을 이야기하면 항암제 치료의 비참한 상황에 대해서 실감할 수 있을 것이다. 당시 25세였던 나는 아오모리의 병원에서 내과 수련의로 일하고 있었다. 이 병원에는 암 환자가 많았는데 나는 2년 동안 15명의 폐암 환자를 담당하였다. 그 무렵의 진단기술로는 폐암을 좀처럼 발견하지 못했고, 또 암이 발견됐을 때는 상당히 진행된 경우가 대부분이었다.

당시의 암 치료는 몇 종류인가의 항암제를 조합하여 사용하는 항암제 치료가 주된 방법이었다. 약을 투여하면 암은 눈에 띄게 작아져서 육안으로는 볼 수 없게 된다. 극적으로 작아지는 것을 직접 목격하면 의사도 '이것으로 고칠 수 있다'라는 기대감이 높아져서 항암제를 많이 쓰게 된다. 나도 선배의사의 치료를 답습

하여 항암제 치료를 하였다.

치료를 시작한 지 얼마 안 되어 암은 싱겁게 작아지고 환자는 퇴원하게 된다. 그런데 반년이나 1년 만에 반드시 재발하여 다시 되돌아오는 것이었다. 재입원할 때는 몸이 완전히 쇠약해져서 항암제를 쓰기는커녕 영양제의 점적주사点滴注射(혈액이나 약액을 정맥 내에 한 방울씩 떨어뜨려 주입하는 정맥주사의 한 가지)로 참고 견디다가 2~3개월 후에는 사망하고 만다.

항암제 치료에 한계를 느낀 나는 도중에서부터 방사선 치료를 단독으로 시도해 보았지만 결과는 마찬가지였다. 면역의 주역이 되는 임파구가 거의 다 없어지고 결국 살아나는 사람이 없었다.

환자들은 모두 한창 일할 나이인 40~50대의 남성들뿐이었다. 나이가 젊은 환자는 사망 직전까지도 의식이 분명했다. 어느 날 40대의 남성 말기 암 환자가 종이와 연필을 주면 좋겠다고 몸짓을 했다. 그 환자는 호흡곤란으로 기관氣管(입에서 폐까지의 공기 통로)을 절개하고 있어서 말을 할 수 없었던 것이다.

그 환자는 작은 종이쪽지에 연필로 무언가를 힘들게 써서 그것을 내 손에 쥐어주었다. 종이에는 이렇게 쓰여 있었다.

"안녕히 계세요."

환자의 마지막 인사를 마주하고서 나는 한마디의 말도 할 수가 없었다. 얼마 안 가서 그 남자는 사망하였다. 2년 사이에, 나는 암 환자 15명의 임종에 입회하였다. 환자들은 한 사람도 남김

없이 모두 사망하였다. 모두 다 사망한다는 것은 사실상 암을 고치고 있지 못하다는 것을 뜻한다.

그로부터 30년이 지난 오늘, 항암제 치료의 상황은 변한 것이 없다. 이 치료는 절대로 받아서는 안 되는 것이다.

방사선 치료

방사선을 국소에 조사照射해도 전신이 피해를 입는다

의사 중에는 이렇게 말하는 사람이 있다.

"최근 방사선 치료의 정밀도가 현격히 향상되어서 신체에 대한 피해가 적어졌다."

암의 병소病巢만을 겨냥하여 핀포인트pinpoint로 방사선을 조사하면 인체에의 안전성이 높다는 것이다. 이런 말을 하는 사람은 주로 방사선 치료를 전문으로 하는 의사일 것이다.

결론부터 말하면 아무리 국소를 겨냥하여 방사선을 조사해도 그 해害는 전신에 미친다. 실제로 폐암의 치료에서 방사선을 폐의 극히 한정된 범위에 조사해도 골수의 작용이 억제되어 임파구가 감소하기 시작한다.

어째서 이런 일이 일어날까? 그 이유는 바로 '크러시 신드롬 crush syndrome(파괴증후군)'이라고 부르는 현상 때문이다. 교통사고

나 화상을 크게 당하여 몸의 조직이 대량으로 파괴되면 교감신경이 긴장하고 과립구가 증가하여 조직 파괴가 확대되고 심한 쇼크 상태에 빠진다. 이 일련의 흐름을 크러시 신드롬이라고 한다. 방사선 치료에서도 마찬가지의 반응이 일어난다.

방사선 치료에서는 암이 줄어들 때까지 철저하게 방사선을 조사한다. 우리의 몸을 구성하고 있는 세포는 세포막에 싸여 있을 동안에는 안전한 존재이지만, 방사선으로 세포막이 파괴되고 세포의 내용물이 흘러나오기 시작하면 완전히 일변하여 위험물로 바뀐다.

세포의 내용물은 산화력이 극히 강하기 때문에 주위의 조직을 차례차례 산화하여 파괴해 버린다. 그 결과 환부患部에서 멀리 떨어져 있는 세포까지 괴사壞死(조직이 파괴되어 죽는 것)해 버린다. 이것이 크러시 신드롬이다.

이렇게 해서 조직 파괴가 광범하게 진행되면 교감신경의 긴장은 극한에 이르고, 임파구는 격감하여 면역력이 떨어진다. 암이 재발했을 때 암세포를 공격할 방도가 없어져 버리는 것이다.

부작용은 각 장기臟器에도 미쳐서 전신권태, 점막 문드러짐, 빈혈, 구역질, 피부의 궤양, 말초신경장애, 순환기장애 등 여러 가지 장애가 나타난다. "방사선 치료는 항암제나 수술보다 몸에 주는 피해가 적다"라고 말하는 의사도 있지만, 환자의 소모消耗를 직접 눈으로 보게 되면 이 의견에 도저히 찬성할 수가 없다. 나는 방사선 치료는 받아서는 안 된다고 생각한다.

수술

원칙적으로 수술은 하지 않는 게 낫다

수술은 원칙적으로는 하지 않는 편이 좋다고 생각한다. 내가 수술을 권하지 않는 데는 다음과 같은 몇 가지 이유가 있다.

수술로 암세포가 흩어질 수 있다

수술은 만능이 아니다. 메스로 떼어낼 수 있는 범위에는 한계가 있고, 절제切除할 수 있는 것은 눈에 보이는 암의 병소病巢뿐이다. 다른 부위에 전이한 암은 육안으로 볼 수 없기 때문에 남겨지는 경우가 있다. 게다가 수술로 인해서 다른 조직에 암세포가 흩어질 우려가 있다.

수술 후의 후유증이 괴롭다

수술 후에 일어나는 후유증도 환자를 괴롭힌다. 원래 사람 몸의 조직 중에서 떼어내도 되는 불필요한 부분은 없다. 비록 일부라고 하더라도 장기를 잘라내면 기능이 떨어져서 여러 가지의 합병증이 생기게 된다.

예컨대 위의 절제수술을 한 경우를 보자. 1장에서 이야기한 바와 같이 부교감신경은 목에서 나와서 골반 부근까지의 내장의 작용을 지배하고 있다. 위를 절제하면 위의 점막을 둘러싸고 있는 미주신경(부교감신경)이 잘려버리고, 위에 분포된 부교감신경은 목 위, 즉 뇌와의 연락이 단절되고 만다.

결과적으로 위는 전적으로 교감신경의 지배 아래 놓이게 된다. 그렇게 되면 위의 소화능력이 떨어질 뿐만 아니라 위의 점막에 붙어 있는 과립구가 급격히 증가하여 위궤양 등의 염증을 유발하게 된다.

위 절제 후에 일어나기 쉬운 후유증으로 혈당이 심하게 변동하는 '후기 덤핑 증후군'이 있다. 위의 유문부(말단부)는 십이지장에 음식물을 보내는 역할을 한다. 이 부분을 절제하면 소장의 영양흡수가 빨라지고 혈당치(혈액 속의 당분의 양)가 급상승한다.

몸은 혈당의 상승을 억제하기 위하여 당을 처리하는 인슐린이라는 호르몬을 대량으로 분비한다. 그러면 이번에는 혈당치가 급격히 떨어져서 저혈당低血糖을 일으켜 권태감, 현기증, 무력감 등이 발생한다. 이 외에 설사와 구역질, 속이 쓰리고 아픔 등 여러 가지 불쾌증상이 생기게 된다.

또한 수술 후 위산의 분비가 줄어들기 때문에 우유에 들어있는 유당乳糖을 분해할 수 없게 되는 '유당불내증乳糖不耐症'이라는 후유증도 생긴다. 우유를 마시면 배가 꾸르륵거리거나 구역질, 설사를 하기 때문에 환자는 우유를 마시지 못하게 된다.

우유는 칼슘의 보고이며 유당은 뼈에 칼슘을 정착시키는 작용을 하는데 환자가 우유를 마시지 못하므로 뼈가 약해지고 골다공증, 요통, 골절, 충치 등의 증상이 나타날 확률이 높아진다.

이런 점들을 생각하면 '나쁜 곳은 수술로 떼어낸다'는 의사의 의견에는 찬성할 수 없다. 물론 병의 증상에 따라서는 수술이 필요한 경우도 있다. 암의 병소가 지나치게 커져서 주위의 신경이나 혈관을 강하게 압박하여 고통이 있을 때나, 암이 내장의 벽을 뚫을 우려가 있을 때는 수술을 받아야 할 것이다. 그런 경우 다음과 같은 점에 주의하기를 바란다.

부득이 수술하는 경우엔 이런 점을 주의하라

대수술은 받지 않는다

말할 것도 없지만 장기를 크게 잘라내면 장기의 작용도 나빠져서 QOL(생활의 질)이 떨어진다. 장기를 광범위하게 절제하는 수술이나 전적출全摘出 수술은 절대로 받아서는 안 된다.

장기에 메스를 대는 것은 몸에 커다란 스트레스를 주게 되어 과립구의 수를 증가시켜서 활성산소가 대량 발생한다. 이로 인하여 조직 파괴가 진행되고 방사선 치료의 설명에서 이야기한 크러시 신드롬(파괴증후군)이 유발된다.

대수술 후 환자가 홀쭉하게 몸이 야위는 것은 크러시 신드롬이 일어나고 있기 때문이다. 억지로 암을 잘라내기보다는 수술을 하지 않고 체력을 잘 보존해서 면역력을 유지하는 편이 훨씬 현명하다.

임파절의 확청은 피한다

수술을 최소한으로 한정하기 위해서는 임파절의 확청廓淸 (더러운 것을 떨어버리고 말쑥하게 하는 것)은 피한다. 임파절은 체액體液을 순환시키고 있는 임파관이 합류하는 지점에 해당되는데, 외적外敵의 침입을 체크하는 검문소 같은 곳이다.

매크로파지와 임파구는 이 임파절에서 대기하고 있다가 침입해온 이물을 포착하여 병원체 따위가 온몸에 퍼지지 않도록 방어한다. 흔히 '임파선이 붓는다'라는 말을 하는데, 그것은 임파절에서 임파구가 세균이나 바이러스와 싸우고 있기 때문에 일어나는 염증이다.

혈관 속을 혈액이 흐르고 있는 것 같이 임파관 속에는 임파액 (체액)이 흐르고 있다. 암세포는 혈액이나 임파액을 타고 다른 장기로 전이한다. 외과 치료에서는 암의 전이 루트를 차단할 목적으로 병소 주변의 암이 침범한 임파절을 뿌리째 잘라낸다.

이것을 '임파절의 확청'이라고 하는데, 임파절의 확청을 하면 주변의 혈관과 임파관이 메스로 상하기 때문에 혈액 및 체액의

순환이 나빠진다. 온몸에 혈액순환장애가 일어나고, 손발이 통나무처럼 부어올라 걷기가 힘들어지는 등 생활에 지장을 가져온다. 생체를 방어하는 검문소를 파괴하는 것이므로 당연히 면역력도 떨어져서 재발하기가 쉬워지는 것이다.

　이제까지 암 치료의 상식이라고 말해오던 것은 암 치료를 저해하는 잘못된 치료였다. 암을 자연치유하기 위해서는 이들 백해무익한 치료를 받지 않는 것이 대전제가 된다. 아울러 다음 장에서 소개하는 '암을 고치기 위한 4가지 대책'을 실천하자.

4장

이렇게 하면
암을 이길 수 있다

암을 고치기 위한
4가지 대책

생활방식을 바꾸어 교감신경 긴장상태에서 빠져나온다

암은 그 사람의 생활방식과 밀접하게 관계하여 발병한다. 과로와 수면 부족, 마음의 고민이 교감신경의 긴장을 초래하여 과립구를 증가시키며 활성산소를 대량으로 발생시켜서 도미노 게임처럼 차례차례 조직을 파괴하여 암의 싹을 키워간다. 그러므로 암에 걸린 것을 알았으면 교감신경 긴장상태에서 재빨리 탈출해야 한다.

암을 고치려면 다음의 4가지 항목을 실천해 보자.

① 생활방식을 재점검한다.

　– 일하는 시간을 줄이고 수면시간을 늘리며 마음의 고민을 제거한다.

② 암의 공포에서 벗어난다.

③ 현대의학의 잘못된 치료를 받지 않는다.

- 소모하는 치료는 받지도 말고 계속하지도 않는다.

④ 부교감신경을 우세하게 하여 면역력을 높인다.

- 부교감신경을 자극하여 면역력을 높이는 연구를 한다.

이렇게 생활방식을 바꾸어 가면, 교감신경의 긴장이 풀리고 과립구의 증가가 억제되어 활성산소의 대량 발생에 제동을 걸 수 있게 된다. 동시에 부교감신경이 우세해져서 임파구가 증가하고, 피의 흐름이 정상으로 회복되어 면역력이 높아져서 암은 자연히 줄어들게 된다.

암에 걸리면 병원과 의사와의 접촉이 시작되고 곧장 치료(항암제 치료·방사선 치료·수술)의 선택을 강요당하게 된다. 이 장에서는 이들 잘못된 치료에서 어떻게 벗어날 수 있는지에 대해서도 구체적으로 알려줄 것이다.

생활방식을 재점검한다

과로를 피하고 일을 줄인다

"과로가 암을 유발합니다. 몸에 무리가 가지 않도록 일을 줄이세요."

이런 조언을 하면 암에 걸리지 않은 사람과 암에 걸린 사람의 대처하는 방식이 다를 것이다.

암에 걸리지 않은 사람은 대부분 이렇게 말할 것이다.

"일은 바쁘고, 시간 외에라도 일을 해야 하는데. 그렇게 한가하게 쉴 수 없는데요."

암은 아직 '강 건너 불'처럼 여겨져서 생활을 뒤돌아볼 마음이 나지 않을 것이다. 암에 걸린 사람도 이렇게 생각하고 과로를 피하지 않으면 어떻게 될까? 교감신경의 긴장은 더욱 높아지고, 임파구는 계속 감소하여 면역력이 떨어지고, 암은 세력을 넓혀간다.

과로를 피하는 길은 이러한 암의 시스템을 이해하는 수밖에 없다. 이 밖에는 과로에 제동을 걸 방법이 없다. 자기의 생명과 일을 저울에 올려놓으면 저절로 답이 보일 것이며, 강력하게 자기의 생활을 재점검하게 될 것이다.

그러면 대체 일을 얼마나 줄여야 할까?

일하는 시간에 대해서 "하루 몇 시간 이내로 합시다" 하는 등의 조언을 피상적으로 강조해도 별로 의미가 없다. 환자 본인이 얼마나 업무를 줄이면 심신이 편해지는지 자기의 몸에 물어보는 일이 중요하다.

얼굴빛이 나쁘다든지, 식욕이 없다든지, 쉬 피곤해진다든지, 몸이 무겁다든지 등등. 이런 증상이 있으면 이런 것들이 해소되도록 근무시간을 줄이고 충분한 수면을 취해야 한다. 몸의 컨디션이 좋아질 때까지 과감하게 휴가를 얻어서 취미생활에 몰두하는 것도 좋다.

"나의 취미는 일이다!"라고 말하는 사람이 일을 쉬면 오히려 초조감이 가중될지도 모른다. 그럴 때 "아, 이 초조감이 암을 불러들였구나!" 하고 상기하자. 몸이 하는 소리에 귀를 기울이면 몸은 '암이 낫는다' 하는 식으로 반드시 대답을 해준다. 안달하지 말고 느긋하게 휴식을 취하기를 바란다.

마음의 고민을 가능한 한 제거한다

고민이나 걱정거리가 없는 사람은 아마 없을 것이다. 정도의 차이는 있겠지만 누구나 업무와 직장의 인간관계, 가정 안의 갈등 같은 것 때문에 스트레스를 느끼면서 살고 있다.

내가 "고민을 안고 있지 맙시다!"라고 조언을 하면, 여러분은 "그건 무리입니다. 해결하지 못합니다"라고 말할 것이다. 분명 고민 가운데는 당장 해결할 수 있는 것도 있고, 좀처럼 해결의 실마리를 찾지 못하는 것도 있다.

무조건 고민을 줄이라고 하는 것은 틀림없이 무리한 주문일 것이다. 그러나 고민거리는 100% 제거하지 못해도 좋다. 직장에서의 구조조정의 불안, 부부 사이의 불화, 아이들의 학교 문제, 가족의 병, 경제적 어려움……. 애당초 하루아침에 해결되지 않는 고민을 1년, 2년 끌어안고 있다보니 교감신경의 긴장이 해마다 지속되어 암이 되는 것이다. 이런 암이 발생하는 시스템을 알고 '나는 이 고민 탓에 암이 된 것이다'라고 깨닫게만 되면 그것으로 마음의 긴장에 제동을 걸 수가 있다.

예를 들면 부부 사이가 나빠서 언제나 스트레스를 받아 몸의 컨디션이 좋지 못한 사람이 암에 걸리면 "아, 나는 남편과의 사이도 좋지 않은데다 암까지 걸리다니! 이 얼마나 운이 나쁜가! 왜 나만 이런 불행한 일을 당하는가!"하고 슬픔의 구렁 속으로 떨어지게 된다. 암에 대한 두려움도 커져서 당황하게 될 것이다. 이것이 다시 또 더욱더 교감신경을 긴장시키게 된다.

그러나 이런 경우 '나의 고민과 슬픔이 암을 발생시켰다', '마

⬇ 마음먹기에 따라 스트레스 정도가 완전히 달라진다

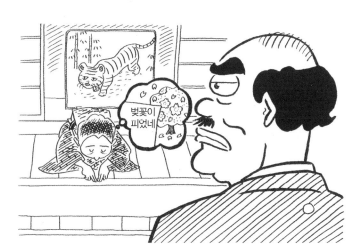

음의 고민 탓에 암이 되었다'라고 알아차리면 같은 환경에서도 고민하는 모양이 바뀐다. 고민하면 할수록 암이 나빠진다고 생각하면 무엇인가 하나라도 마음의 부담을 덜어보려는 생각을 하게 될 것이다. 암이 된 원인을 알면 암을 무턱대고 두려워하지도 않게 된다.

2장에서 소개한 위암에 걸린 50대 후반 여성도 만약 암이 독선적인 남편을 섬기는 데서 생긴 스트레스가 원인이라는 것을 깨달았더라면 대응하는 방법도 바꿀 수 있었을 것이다. 똑같이 공손하게 남편을 대하면서도 마음속으로는 '이렇게 제멋대로 구는 남편을 진심으로 상대할 수 없지'라고 생각하면서 대하는 것과 남편에 대한 두려움 때문에 정말로 공손히 대하는 것과는 스트레스의 정도가 완전히 다르다.

고민을 100% 제거할 수 없다고 괴로워할 필요는 없다. 암이 발생하는 시스템을 알았으면 '아, 지금 내가 또 지나친 고민을 하고 있군! 이젠 더 이상 고민하지 말자', '끙끙거리면 암이 들어올 틈을 주게 되지. 바보 같은 짓이야! 빨랑빨랑 잠이나 자'라고 담대하게 태도를 바꾸기만 해도 암은 치유로 향하기 시작한다. 또 암발생의 위험을 3분의 1 이하로 줄일 수가 있다.

암의 공포에서 벗어난다

낡은 암 상식이 공포를 낳는다

암을 치료하는 데 있어 암에 대한 공포심만큼 방해가 되는 것은 없다. 이제까지 이야기해온 바와 같이 암이 발생하는 원인은 과로, 고민 등으로 교감신경의 긴장이 지속되는 데 있다. 암이 발생했다는 것은, 그 사람이 이미 그에 상응한 교감신경 긴장상태에 있었다는 것이다.

'암은 무섭다, 낫지 않는다'라고 두려워하는 것 자체가 스트레스이다. 이런 잘못된 상식 때문에 교감신경이 한층 더 긴장하게 되고, 치료의 발목을 잡아당기게 된다. 암을 고치기 위해서는 암에 대한 공포심을 버리고 마음을 편안하게 먹어야 하며, 부교감신경을 우세하게 만들어 임파구를 증가시키는 일이 중요하다.

그럼 어떻게 하면 암을 두려워하지 않게 될까?

'오늘부터 암을 두려워하지 않도록 하자'라고 타일러도 별 효과가 없을 것이다. 암의 공포에서 벗어나기 위해서는 공포의 원천이 되어 있는 잘못된 '암 상식'을 고쳐 생각해야 한다.

암은 불치병이다, 당장이라도 치료하지 않으면 때를 놓치게 된다, 항암제로 치료하지 않으면 암이 더 악화된다, 암이 전이하면 끝장이다……. 여러분이 믿고 있는 이러한 암 상식이 현재에는 잘못된 지식이 되어가고 있다. 여기서 여러분이 암 상식으로 알고 있는 것들을 하나씩 재검토해 보자.

옛날 어려웠던 시절의 생활이라면 암은 무서웠다

- 이제까지의 상식 - 암은 목숨을 빼앗는 무서운 병이다.
- 이제부터의 상식 - 그것은 과거의 이야기. 암은 불치병이 아니다.

'암은 불치병이다.'

'암은 전이도 하고, 재발도 하는 무서운 병이다.'

흔히들 이렇게 생각한다. 확실히 50~60년 이전까지의 일본이라면, 암은 무서운 병이었다. 그 당시 생활에는 암을 날뛰게 하는 요인이 충분히 갖추어져 있었다. 예전에는 지금과는 비교도 할 수 없을 만큼 가난한 생활을 했다. 중노동에다가 식량사정도 나빴고, 살림집에는 차가운 틈새바람이 들어 왔다.

언제나 배가 고프다, 항상 지쳐 있다, 추위 또는 더위가 몸에 스며든다, 일만 할 뿐 여가가 없다……. 그 당시 대다수의 사람들이 끊임없이 심신에 스트레스를 안고 있었다. 이런 상황에서 교감신경은 만성적으로 긴장하고 있을 수밖에 없다.

앞에서 설명한 바와 같이 우리가 암에 걸리는 것은 교감신경이 긴장함으로써 '과립구의 증가, 활성산소의 대량 발생으로 인한 조직 파괴', '혈액순환장애', '임파구의 감소', '배설·분비 능

⬇ 교감신경의 긴장으로 인해 생기는 4가지 폐해

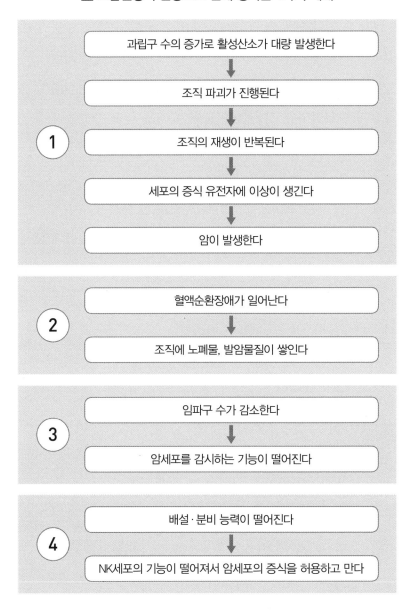

1
- 과립구 수의 증가로 활성산소가 대량 발생한다
  ↓
- 조직 파괴가 진행된다
  ↓
- 조직의 재생이 반복된다
  ↓
- 세포의 증식 유전자에 이상이 생긴다
  ↓
- 암이 발생한다

2
- 혈액순환장애가 일어난다
  ↓
- 조직에 노폐물, 발암물질이 쌓인다

3
- 임파구 수가 감소한다
  ↓
- 암세포를 감시하는 기능이 떨어진다

4
- 배설·분비 능력이 떨어진다
  ↓
- NK세포의 기능이 떨어져서 암세포의 증식을 허용하고 만다

력의 저하'라는 4가지 폐해가 생기기 때문이다.

병에 대한 저항력은 떨어지고 몸이 극도로 소모된 끝에 암에 걸리기 때문에 진행은 빠르고 예후豫後(병후의 경과)도 나빠진다.

옛날 어려웠던 시절에 살던 사람들이 한결같이 교감신경의 긴장상태에 있었다는 것은, 아이들이 흘리는 싯누런 콧물이 웅변으로 말해주고 있다. 옛날의 아이들은 감기에 걸리지 않았는데도 싯누런 콧물을 흘리고 있었다.

왜 그랬을까? 극단적인 영양부족 탓에 교감신경이 긴장하고, 코의 점막에서 과립구가 증가해 있었기 때문이다. 이런 상태에서는 약간의 세균이 비강鼻腔(콧구멍)에 들어가기만 해도 과립구는 자극을 받아 활성화된다. 과립구의 시체가 대량으로 모인 것이 고름, 즉 저 싯누런 콧물인 것이다.

지금은 암을 극복할 수 있다

현재에는 싯누런 콧물을 흘리고 있는 아이들을 볼 수 있는가? 주변 어디에나 먹거리가 넘치고, 조금만 시장기가 들어도 즉시 먹을 수 있다. 포식하는 시대에 안주하는 그들은 배고픈 것을 모른다. 그런 아이들의 자율신경의 바늘은 부교감신경 쪽으로 크게 기울어 있고, 싯누런 콧물과는 아무 관계 없이 살고 있다.

부교감신경 우세형優勢型의 생활을 만끽하고 있는 것은 어른도 마찬가지이다. 중노동에서 해방되고 따뜻한 방 안에서 충분한 식사를 취할 수 있게 되면서 평균 수명이 대폭 늘어났다.

설령 암에 걸렸다고 해도 당황할 필요 없다. 옛날과 달라서 영양상태는 대단히 좋고, 기초체력도 충실하다. 과로나 지나친 고민, 소염진통제의 상용常用 등을 개선하고 면역력을 높이는 치료를 선택하면 암의 진행은 중단되고, 치유의 길로 이끌 수 있다. 병도 시대와 함께 모습을 바꾼다. 암이 무서운 병인 것은 이제 과거의 이야기이다.

암이라는 통고를 받아도 당황하지 않는다

- 이제까지의 상식 – 당장 치료하지 않으면 죽는다.
- 이제부터의 상식 – 당황할 필요가 없다.

"곧바로 수술합시다. 지금이라면 늦지 않았습니다."
"때늦기 전에 빨리 항암제를 씁시다."

암이 발견되었을 때 의사는 환자에게 치료를 독촉하고, 독촉을 받은 환자는 패닉panic(심리적 공황) 상태에 빠진다. 의사로부터 암이라는 통고를 받으면 환자는 낙담하고 마음이 흔들리게 된다. 거기에 치료를 서두르라는 독촉을 받으면 '잠깐의 유예도 허용되지 않는다'라는 막다른 데 몰린 듯한 심정이 된다.

⬇ 암 통고를 받아도 당황하지 마라

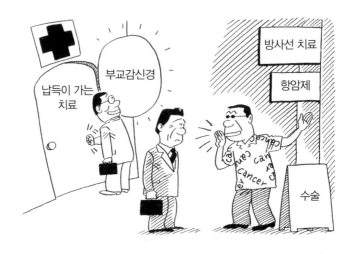

'빨리 치료하지 않으면 목숨을 잃는다!'

이런 절박감에서 환자도 가족도 당황하게 되고, 서둘러 치료 방침을 결정하기 쉽다. 그러나 결론부터 말하면, 암에 걸렸다고 해서 오늘내일 당장 어떻게 되는 것은 아니다. 만약 의사의 말대로 빨리 치료하지 않으면 돌이킬 수 없는 일이 생기게 된다는 것이 사실이라면, 검사 결과가 나올 때까지 환자를 2~3주간이나 기다리게 하고 수술 예약이 한 달이나 미루어지는 것은 이상하다고 생각되지 않는가?

잘못된 치료를 받지 않으면 수명은 연장된다

의사의 말처럼 암이 진행한다든지 암으로 목숨을 잃는 것은, 앞에서 거듭 말한 바와 같이 항암제와 방사선 치료 그리고 수술 때문이다. 이들 잘못된 치료는 환자의 면역력을 떨어뜨리고 본래 가지고 있었을 수명을 단축시킨다.

암 치료에서 항암제 투여를 받은 사람들이 가장 연명률延命率이 낮으며, 항암제 투여를 받지 않은 사람들이 오히려 더 오래 산다는 데이터가 있다. 암을 고치는 데 있어 무엇보다도 중요한 것은 교감신경의 긴장을 완화하고, 부교감신경이 우세한 세계로 들어가는 일이다. 따라서 암의 통고를 받으면 당황하지 말고 느긋하게 대처하도록 하자.

암이 조기에 발견되지 않았어도 걱정하지 말자. 암이 진행되어 있어도 그때까지 잘못된 치료를 받은 일이 없으므로 단숨에 악화하는 일은 없다. 물론 회복의 희망도 남아 있다. 암이라는 진단이 나오면 비관하지 말고, 우선 마음을 침착하게 가지도록 한다. 한숨 돌려서 긴장을 풀고, 자기 자신이 납득할 수 있는 치료를 충분히 검토한 후에 치료 방침을 결정한다. 다시 말하지만 암으로 당장 죽는 법은 없다.

전이는 암이 낫는 기회

- 이제까지의 상식 – 암이 전이되면 살아나지 못한다.
- 이제부터의 상식 – 암 전이는 낫는 전조현상이다.

사람들이 암을 두려워하는 이유 중의 하나가 '암의 전이'이다. 흔히들 암이 전이되면 살아날 가망이 없다고 생각한다.

"암의 전이는 두렵지 않습니다"라고 말한 이는 후쿠다 미노루 선생이다. 언젠가 후쿠다 선생이 문득 이렇게 혼잣말을 했다. "전이는 낫는 기회이지요. 전이하는 암일수록 고치기 쉽습니다." 나는 한순간 "뭐라고요?"라고 되물었는데, 후쿠다 선생의 이야기를 듣고 있는 동안에 납득이 갔다.

후쿠다 선생은 환자 몸의 변화를 언제나 매우 주의 깊게 관찰했는데, 몇몇 환자들을 치료하는 동안에 어떤 현상을 알아냈다. 그것은 전이가 일어났다고 생각되는 시기에, 반드시 환자가 며칠 동안 열이 나고 감기에 걸렸을 때와 같은 나른함을 호소한다는 것이다. 그러고 난 후부터 환자의 암이 작아지는 현상을 발견한 것이다. 그래서 후쿠다 선생은 '전이는 암이 낫는 전조前兆'라고 생각하게 되었다고 한다.

후쿠다 선생의 이야기를 듣다보니 나에게도 떠오르는 게 있었다. 후쿠다 선생이 관찰하고 있던 현상, 즉 전이가 일어날 때 나는 열은 '방종양증후군傍腫瘍症候群'이라고 하며 오래 전부터 많은 사례가 보고되었다. 과거의 보고에서도 암 환자가 감기 같은 열을 낸다든지, 손발이 저리다든지, 전신권태감을 느낀다는 등의 증상을 호소할 때에 전이가 일어나고 있었다고 했다.

후쿠다 선생은 이전부터 암 특유의 현상으로 알려져 있던 이 현상을 예리한 관찰력으로 '암이 낫는 전조'라고 직감한 것이다. 당장에는 믿어지지 않겠지만, 실제로 후쿠다 선생의 환자의 암은 발열 후 작아졌다.

이상을 일으킨 자기세포를 죽일 때에 전이가 일어난다

그러면 왜 이런 현상이 일어날까? 이런 현상은 이상을 일으킨 자기세포를 전문으로 공격하는 임파구(흉선외분화 T세포)가 암세포를 이상자기세포異常自己細胞로 인식하고 공격을 시작했기 때문이라고 생각된다. 임파구는 암세포를 파괴하는 단백질을 사용하여 암과 싸운다. 그 영향을 받아서 조직 주변에 염증이 생기고 열을 내게 되는 것이다.

암세포는 열에 약한 성질이 있으며, 전투로 발생하는 열이 공격에 도움이 된다. 전이의 발열發熱은, 말하자면 사람의 몸에 갖추어져 있는 천연의 온열요법인 것이다. 얼마 못 가서 암은 임파구의 공격에 패배하여 원발소原發巢(병변이 최초로 생긴 부위)에서 흩어져서 다른 조직으로 도망쳐 나간다. 그러면 임파구는 전이된

곳에서 작아진 암을 바싹 추적하여 격퇴해 버린다.

암이 이리저리 흩어지므로 본래의 암이 발생한 원발소原發巢는 작아지고, 전이한 암도 죽임을 당한다. 후쿠다 선생의 환자는 이런 과정을 거쳐서 암세포가 소멸해 버리는 암의 자연퇴축自然退縮에 이르는 것이다.

그러나 위험한 전이도 있다. 몸이 애써 싸우고 있을 때에 해열제를 써서 열을 내린다든지, 면역력을 떨어뜨리는 잘못된 치료를 하면 암은 전이한 곳에서 편하게 그 목숨을 부지하게 된다. 이와 같은 경우에는 전이가 환자의 목숨을 재촉하게 되는 것이다.

전이를 무기로 삼으려면 부교감신경을 자극하여 임파구를 늘리고 열을 내리지 않게 하는 일이 중요하다.

암이 된 후에라도 면역력은 부활한다

- 이제까지의 상식 — 자신의 면역력만으로는 대적할 수 없다.
- 이제부터의 상식 — 잘못된 치료를 중단하고, 면역력을 높이면 암을 이길 수 있다.

사람의 몸에 갖추어져 있는 면역력만으로는 암에 대처할 수 없다고 생각하는 의사가 많다. 그러나 이것은 잘못된 생각이다. 암이 된 것은 면역력이 떨어졌기 때문이다. 임파구가 제대로 작용하고 있다면 암이 되지 않는다.

확실히 암이 생긴 것을 보면 임파구가 힘이 없었을 것이다. 그러나 생활을 재점검하고 부교감신경을 자극해서 임파구의 수를 늘리면 자기의 면역력으로 암과 싸울 수가 있다.

암에 걸려 병의 상태가 악화되는 것은 의사가 "면역력만으로는 암과 싸울 수 없으니 항암제로 암을 칩시다", "방사선으로 암을 죽입시다" 하면서 환자의 체력을 소모시키고, 면역력을 떨어뜨리는 치료를 하기 때문이다.

치료 후 몇 년이 지나 암이 재발하여 환자가 목숨을 잃으면 "자, 보세요. 그만큼 치료를 했는데도 암을 이기지 못했는데, 자기의 면역력으로 싸운다는 것은 애당초 무리한 이야기이지요"라는 평계가 버젓이 통용되고 있는 것이다.

암은 자연퇴축한다

- 이제까지의 상식 – 암의 자연퇴축은 기적일 뿐이다.
- 이제부터의 상식 – 암이 자연퇴축하는 것이 보통이다.

전문가들 중에서도 암이 자연퇴축하는 것은 매우 특이한 예라고 생각하는 사람이 많다. 이미 언급한 바와 같이 중노동과 영양 부족으로 교감신경의 긴장이 강요당했던 과거의 시대라면,

체력이 극도로 소모되어 있었기 때문에 암의 자연퇴축은 어려 웠을 것이다.

하지만 현재 부교감신경이 우세한 시대를 살고 있는 우리들에게는 암이 대항할 수 없는 상대가 아니다. 생활을 다시 점검해 보고, 부교감신경을 우세하게 만들어 피의 흐름을 개선하고, 임파구를 늘려 가면 암을 자연퇴축하는 쪽으로 이끌어갈 수 있다.

내가 이런 말을 하면 "그것은 원래 온순한 암이기 때문이다"라고 반론하는 사람이 있다. 분명히 암에는 악성도가 높은 것도 있는가 하면, 그렇지 않은 것도 있다. 그러므로 암의 성질에 따라서 자연퇴축에 이르기까지의 기간에 차이는 날 것이다. 그러나 악성도가 높아도 면역력을 높이면 암을 자연퇴축으로 몰아넣을 수 있다.

후쿠다 선생의 환자 중에는 가장 질이 나쁘다고 하는 스킬즈 위암Skeels stomach cancer에서 살아 돌아온 사람이 있다. 또 수술하지 않으면 살지 못한다고 하던 유방암 환자가 1년, 2년 치료를 계속하여 지금은 눈에 띄게 암이 작아졌다.

에비나 다쿠사부로 선생의 환자 중에도 손을 쓸 수가 없다고 해서 수술도 할 수 없었던 상태에서 암이 자연퇴축하여 사회 복귀를 이룰 만큼 회복된 환자도 있다.

이런 사람들을 앞에 두고 암의 자연퇴축이 '특이한 일'이나 '기적'이라고 단정해도 되는 것일까? 최근에는 면역력을 높이는 기능성 식품을 먹고 암을 고친 체험담이 잡지나 텔레비전에서 종종 소개되고 있다. 대개는 '기적의 암 치료' 내지는 '기적적으로 살아 돌아오다'와 같이 다소 과장된 제목이 붙어 있다. 이렇게 여기저기에서 기적이 일어나고 있다는 것은 이제 그것은 이미 기적이 아니라는 말이 된다. 암의 자연퇴축이 자연스런 일이 된 것이다. 이것이 현대의 암이다.

이렇게 과거의 상식을 다시 점검해 보면, 암은 의외로 무서운 병이 아니라는 것을 알게 된다. 이제까지 상식으로 통하던 것은 과거의 것이 되었다. 이제부터는 암을 두려워하지 말고 '밝게' 생각해 보자.

⬇ 암의 자연퇴축은 기적이 아니라 당연한 것이다

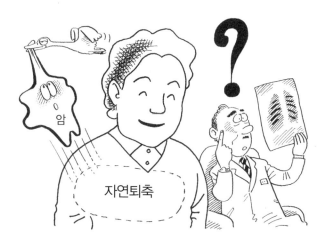

현대의학의 잘못된 치료를 받지 않는다

의사의 말에는 냉정하게 대처한다

암이라는 통고를 받으면 당장에라도 치료법을 선택하도록 강요받게 될 것이다. 되풀이해서 말하지만, 암을 고치는 데 있어 중요한 것은 '암의 3대 요법'을 받지 않는 일이다. 특히 항암제 치료와 방사선 치료는 절대로 받지 않도록 하자. 수술은 가능한 한하지 않는 편이 좋지만, 아무래도 필요한 경우에는 최소한으로 그치게 한다.

3장에서 설명한 바와 같이 이런 치료는 면역력을 떨어뜨려서 몸을 상하게 하는 잘못된 치료법이다. 그렇지만 '3대 요법은 받지 않겠다!'라고 생각하고 있다가도, 실제로 암에 걸렸다는 통지를 받으면 마음이 흔들려서 냉정하게 치료 방침을 결정하지 못할 수도 있다. 또 의사로부터 열심히 항암제 치료나 방사선 치료를 권유받으면 '역시 받아볼 가치가 있는 게 아닐까?'하고 망설이게 될지도 모른다.

암이라는 말을 들으면 아무래도 마음이 약해져서 "지금 항암제로 치료하면 가능하지요"라는 말에 매달리고 싶어질 것이다. 그럴 때에는 '이 권유를 받아들이면 나의 면역력은 망가진다'라고 생각하기 바란다.

"이제 더는 당신을 돌봐주지 않겠습니다."

"목숨이 아깝지 않나 보군요."

"어찌 되든 나는 모릅니다. 마음대로 하세요."

항암제 치료나 방사선 치료를 거절하면 이런 식으로 말하는 의사가 있을 것이다.

마음이 약해진 환자는 버림받고 싶지 않다는 일념에서 의사의 제안을 받아들이기 쉽다. 만약 의사가 이런 말을 하면 "나는 운이 좋다!"라고 기뻐하기 바란다. 잘못된 치료에서 벗어나서 목숨을 건질 수 있기 때문이다. 서둘러 그 의사와는 인연을 끊어라.

자기의 제안을 받아들이지 않는다고 해서 의사가 환자를 궁지에 모는 듯한 말을 한다든지, 고압적인 태도를 취하는 일은 있을 수 없다. 어떤 병의 치료이든 이런 의사와는 헤어지는 편이 좋다.

단, 오해하면 안 되는 것은 항암제만 쓰지 않으면 그것으로 만사가 형통하는 것은 아니라는 사실이다. 암이 된 것은 그 사람이 상당한 무리를 거듭해 왔기 때문이며, 삶의 방식 그 자체에 암이 생길 토양이 있기 때문이다.

이제까지의 생활 패턴을 다시 점검하는 것이 암의 치료와 직결된다. 그리고 교감신경을 긴장시키는 소염진통제를 사용하고 있는 사람은 약을 완전히 끊어야 한다. 그런 다음에 뒤에서 설명할 부교감신경을 우세하게 만드는 방법을 실천하는 일이 중요하다.

항암제도, 방사선도, 수술도 받지 않는다. 생활방식도 재점검하고 있다. 그러나 뭔가 치료를 받지 않으면 마음이 불안해서 견딜 수 없다. 이런 사람도 분명 있을 것이다. 환자에 따라서는 치료를 받지 않으면 도리어 스트레스가 되어버리는 경우가 있다. 이러한 경우에는 부교감신경을 우세하게 만드는 침술치료나 5장에서 소개하는 치료를 받으면 마음도 몸도 안정이 될 것이다.

항암제와 방사선 치료는 중지한다

이미 항암제 치료나 방사선 치료를 받고 있는 사람은 치료를 중지하라. 차츰차츰 몸이 편해지고 식욕도 나게 될 것이다. 그렇게 되면 이제 제대로 되는 것이다.

부교감신경이 소화기관의 작용을 지배하고 있다. 식욕이 생겼다는 것은 부교감신경이 우세한 세계로 되돌아왔다는 증거이다. 임파구가 증가하고 체중이 불어나기 시작하면 면역력이 급속도로 증강된다. 임파구의 수가 충분한 수준에 이르면 암은 반년 후나 1년 후에는 자연 소멸되는 쪽으로 향하게 된다.

잘못된 치료의 영향으로 좀처럼 몸의 컨디션이 회복되지 않는 사람도 5장에서 소개하는 치료를 받으면 좋을 것이다. 몸이 소모되어 있으면 좀처럼 자기의 힘만으로 임파구를 증가시키지 못하는 경우가 있다. 부교감신경을 효과적으로 자극하는 치료는 임파구 증가에 도움을 준다.

⬇ 잘못된 치료를 끊고 식욕이 나면 제대로 되는 것이다

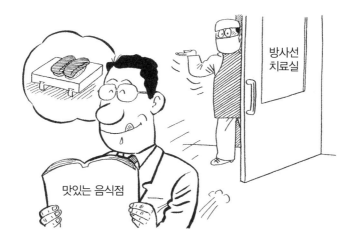

다른 의사의 소견을 듣는다

환자 중에는 치료에 대한 불안감이 있어도 의사를 어렵게 생각해서 좀처럼 자기의 의사를 표현하지 못하는 사람이 있다. 또 마음으로는 항암제 치료를 받고 싶지 않은데도, 그 자리의 분위기에 휘말려서 본의 아니게 치료를 받고 마는 사람도 있다.

그러나 암에 걸린 것을 알았으면 마음을 단단히 먹고 결단을 하기 바란다. 항암제나 방사선 치료를 권하는 의사와는 과감히 인연을 끊는 것이 좋다. 수술이 필요하다는 말을 하는 경우에는 그 당일에 치료 방침을 결정하지 말고 뒷날 마음을 안정시킨 뒤에 의논하러 가도록 한다. 의사에게 질문할 사항들을 메모해 두면 조리 있게 이야기를 들을 수 있다.

대체로 다음과 같은 점을 질문해 보면 어떨까?

- 수술이 필요한 이유
- 잘라내는 범위
- 병이 나을 확률
- 수술을 받은 후 일어나리라고 예상되는 후유증
- 수술을 받기 전에 실시하는 검사 때문에 생기는 고통 따위의 유무
- 입원기간
- 사회 복귀가 가능한 시기

이상에서 '사회 복귀가 가능한 시기'의 경우는 자기의 직업과 생활 스타일을 감안해서 물어보면 좋을 것이다. 예를 들어 등산이 취미라면 수술을 받은 후에도 등산이 가능한지, 등산할 수 있다면 언제쯤이 되는지 등등 가능한 한 구체적으로 물어보면 상황을 파악할 수 있다.

의사의 설명에 납득이 가지 않는 점이 있을 때는 다른 의사에게 세컨드 오피니언second opinion(진단, 치료 방침, 수술 등에 관한 주치의외의 다른 의사의 의견)을 듣는 일도 중요하다. 예를 들면 자기는 수술을 받고 싶지 않은데 의사가 수술하지 않으면 암이 진행한다고 말할 경우 엑스레이 사진의 카피와 치료 경과를 기록한 서류

를 한 벌 갖추어 달래서 다른 의사와 상담해 본다. 지금은 세컨드 오피니언을 구하는 일이 일반화되어가고 있으므로 병원 쪽에서도 신속하게 준비해 줄 것이다.

세컨드 오피니언을 구할 때에 조심해야 할 점은 담당의사와 아는 의사는 피해야 한다는 것이다. 일반적으로 한 사람의 의사가 여러 가지의 다른 의견을 갖고 있는 경우는 없고, 담당의사는 자기와 같은 의견을 갖고 있는 의사를 소개하기 쉽다. 대수술을 열심히 하는 의사가 소개하는 의사 역시 대대적인 수술을 권할 것이다. 이래서는 아무 도움도 되지 않는다.

그러면 어떤 의사에게서 세컨드 오피니언을 들으면 좋을까?

내가 상담을 할 때에는 대체의학代替醫學을 치료에 채택하고 있는 의사나 치료사에게 상담을 하도록 권하고 있다. 대체의학이란, 서양의학(현대의학)에 대하여 그것 외의 의료법 전부를 가리킨다. 침과 한방, 아유르베다ayur-veda(인도의 전통의학) 등의 전통의학, 기공氣功, 향기요법aromatherapy, 식이요법, 온천요법 등 여러 가지의 요법이 이 안에 포함된다.

이런 요법들은 자율신경의 밸런스를 조절하는 작용이 있어서 환자가 교감신경 긴장상태에 있으면 부교감신경을 우세하게 하고, 부교감신경 긴장상태에 있으면 적절히 교감신경을 자극한다. 환자에게는 몸을 상하지 않고 면역력을 높이는 효과가 있다.

요즘에는 동양의학의 치료사들만이 아니라 양방 의사들도 다양한 대체의학을 치료에 채택하고 있어서 '의사나 치료사 찾기'는 별로 어렵지 않다. 하지만 대체의학이라도 함정에 빠질 위험성이 있다. 이 점에 대해서는 다음에서 설명하도록 하겠다.

담당의사와 원만히 헤어지는 요령

자, 이제 세컨드 오피니언을 듣고 병원을 옮기기로 했으면, 담당의사에게는 편지로 "많은 신세를 졌습니다"라고 감사의 말을 전한다. 담당의사도 환자의 일은 소중히 생각하고 있으므로 감사의 뜻을 나타내는 일은 중요하다. 다만, 맞대면하여 치료를 거절하려고 하면 말이 막힌다거나 긴장을 하여 스트레스가 된다. 이렇게 편지를 이용하는 것이 가능한 한 기분 좋게, 원만히 병원을 옮기는 방법이다.

"주치의가 바뀌면 병이 악화되지 않을까?"하고 걱정하는 사람이 있는데 그런 일은 결코 없다. 불만이나 불안을 안은 채 치료를 계속하는 것이 훨씬 더 치료에 장애가 된다. 믿고 안심할 수 있는 치료를 받는 것이 병을 고치기 위해서 절대 필요한 조건이다. 덧붙여 말하면, 검사기관을 바꾸어도 상관없다.

이런 의사나 치료사를 선택하라

암을 고치는 데는 치료 내용도 중요하지만 의사나 치료사의 인품도 중요하다. 좋은 의사, 치료사를 선택하는 요령을 몇 가지 소개하겠다.

환자의 이야기를 자상하게 들어주는 의사

환자가 암에 이르기까지의 생활력生活歷에는 공통점이 있다. 하나는 지나치게 일하기 즉 과로이며, 다른 하나는 마음의 고민을 오랫동안 안고 있다는 점이다.

암은 스트레스 때문에 생긴다는 것을 이해하고 있는 의사라면 환자를 문진問診할 때, 그 사람의 생활에 대하여 아마 이렇게 물

■ 좋은 의사는 환자의 이야기를 자상하게 들어준다

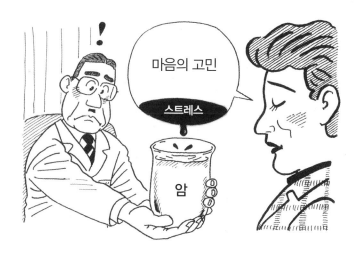

을 것이다.

"최근 몇 년간 어떤 생활을 해 왔습니까?"

"직장 동료들과의 관계는 원만합니까?"

"업무는 힘들지 않습니까?"

"자녀들은 즐겁게 학교에 다니고 있습니까?"

"남편(혹은 부인)의 하는 일은 잘 되고 있습니까?"

"지금 무슨 어려운 일은 없습니까?"

이처럼 환자의 생활상태를 차근차근 물어보고, 환자의 스트레스의 원인을 알아낼 줄 아는 의사는 양의良醫, 즉 좋은 의사이다. 환자도 의사에게 이야기하면서 자기의 스트레스가 어떤 것이었나를 스스로 깨닫게 된다. 그래서 그 스트레스가 암을 유발한 원인이라는 것을 이해하게 되면 환자는 구체적으로 생활방식의 재점검을 실천할 수 있게 된다.

잘못된 치료를 하지 않는 의사

환자가 원하는 바를 받아들여서 항암제 치료나 방사선 치료를 하지 않고, 대대적인 수술을 피하는 의사는 좋은 의사라고 할 수 있다. 그러나 유감스럽게도 현대의학을 전문으로 하는 의사 중에는 이런 타입의 사람이 별로 없다.

이런 의사나 치료사는 피하라

이와는 반대로 다음과 같은 의사나 치료사는 피하는 게 좋다.

환자의 이야기를 듣지 않는 의사

환자가 치료 내용에 대해서 질문하면 "그런 것을 알아서 어쩌겠다는 것입니까? 내가 하는 말을 듣고 있으면 됩니다"라고 화를 내거나 불쾌해하는 의사가 있다. 환자의 스트레스가 되는 의사는 치료에 맞지 않다.

잘못된 치료를 하는 의사

대체의학을 하는 의사나 치료사 중에도 잘못된 치료를 하

⬇ 암을 고치는 것은 환자 자신이며 의사는 협력자이다

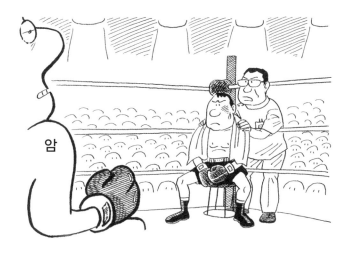

는 사람이 있다. 한 예로, 침술치료와 한방치료를 들어 보자. 이런 치료를 하고 있는 의사는 크게 두 부류가 있다. 하나는 치료를 단독으로 하고 있는 사람이고, 다른 하나는 서양의학과 병용하고 있는 사람이다. 내가 앞에서 대체의학이라도 '함정'에 빠질 위험성이 있다고 말한 경우는 후자의 사람이다.

본래 대체의학은 서양의학의 잘못된 치료에서 벗어나기 위하여 생긴 것이다. 약이나 수술에 의존하지 않고, 우리 몸이 스스로 자기의 병을 고치려고 하는 '치유반사治癒反射'를 이끌어내는 치료법이 대체의학인 것이다.

그런데 서양의학과 병용하고 있는 의사는 자기의 잘못된 치료법을 그만두지 못하고 침술치료나 한방치료를 '서양의학의 보조'로 밖에 취급하지 않는다. 그 결과 항암제와 한방약을 병용하기도 하고, 스테로이드제나 소염진통제를 처방하면서 침술치료를 하는 등의 커다란 모순을 안게 된다.

가령 집이 불타고 있다면 누구든지 주저하지 않고 물을 부어 불을 끌 것이다. 그러나 후자의 의사가 하고 있는 것은 세차게 불타고 있는 집에 한 손으로는 휘발유를 끼얹으면서, 다른 한 손으로는 호스를 잡고 물을 끼얹고 있는 것과 같다.

침술치료나 한방치료가 뛰어나다고 해도 항암제의 독성을 이길 수 없다. 병을 근본적으로 치료하는 근치치료根治治療에는 영원히 이르지 못한다. 그런 치료를 하고 있는 의사에 한해서 "침

(한방)만으로는 병을 이길 수 없습니다"라는 말을 한다. 잘못된 치료를 하고 있다는 사실을 깨닫지 못하고 있기 때문이다. 대체 의학을 잘못된 치료와 병용하는 의사는 선택하지 않도록 한다.

이 같은 말은 침구鍼灸를 전문으로 하는 치료사에 대해서도 할 수 있다. 대체의학은 서양의학과 다른 독립된 치료법이지 서양 의학을 보완하는 도구가 아니다. 그럼에도 불구하고 "서양의학 과 동양의학, 각각의 장점을 취하여 치료합시다"라고 말하는 등 서양의학에 아부하는 사람이 있다.

그런 치료사는 환자에게 "항암제(방사선 치료, 수술)를 중단하는 것이 좋습니다"라고 명확한 조언을 하지 않는다. 항암제를 계속 사용하여 몸이 지칠 대로 지친 끝에 침술치료와 한방치료를 한 다. 이래서는 고칠 것도 고치지 못할 것이다. 서양의학의 잘못을 바로잡지 못하는 치료사는 피하는 것이 좋다.

물론 진지하게 대체의학을 실시해서 두드러지게 치료 성과를 올리고 있는 사람들도 많다. 환자는 좋은 의사를 만난 뒤에도 '병 은 환자 자신이 고친다'라는 마음을 가져주기를 바란다.

내가 '일을 좀 지나치게 했나 보다. 이제부터는 몸을 좀 쉬게 하자'라는 식으로 암에 이르게 된 생활을 다시 점검하고 조정하 는 것은 환자 자신이다. 의사와 치료사는 환자를 지켜보며 치유 를 돕는 협력자이다. 협력자를 믿고 의지하면서 치료를 계속하 게 되면 좋을 것이다.

부교감신경을 우세하게 하여 면역력을 높인다

지금까지는 주로 암을 유발하는 원인(교감신경의 긴장)을 제거하는 방법에 대하여 설명하였다. 여기에서는 적극적으로 부교감신경을 자극하여 면역력을 증진시키는 방법을 소개하겠다.

침술치료로 부교감신경을 우세하게 만든다

동양에는 예부터 친숙한 대체의학으로 한방치료와 침술치료 등이 있다. 한방치료는 약초를 풍부하게 채취할 수 있는 중국 남부에서 발달했으며, 침술치료는 주로 중국 북부에서 발달하였다. 이 두 치료법은 모두 '혐오물 반사'를 일으킨다는 공통점이 있다. 혐오물 반사란 싫은 것, 불쾌한 것을 만나면 그것에서 벗어나려는 반응을 말한다.

본래 우리 몸에는 고통에서 벗어나려는 시스템이 갖추어져 있어서 몸에 해로운 혐오물이 들어오면 그것을 거부하는 반응을 일으켜 위험으로부터 생명을 지킨다. 예를 들면 알지 못하고 상한 우유를 입에 넣으면 누구든지 당장 "퉤"하고 뱉어버릴 것이다. 이것과 같은 일이 몸 안에서 순간적으로 일어난다.

혐오물 반사를 관장管掌하고 있는 것은 부교감신경이다. 부교감신경은 배설 기능과 분비 기능을 활성화하는 작용, 혈관을 확

⬇ 부교감신경이 관장하는 혐오물 반사

자극 ➡	반사	
추위	재채기 소름 소변	찬 공기를 밖으로 내보내려고 한다 찬 공기가 털구멍에 들어오지 못하게 털구멍을 닫는다 추위를 소변에 실어 배출한다(혈액순환도 잘 되어 몸이 따뜻해진다) **예** 긴장했을 때도, 그 긴장을 풀려고 소변이 마려워진다
쓴맛 신맛	토한다 타액 분비 소화기관의 연동운동 배변	역하고 신 것을 내보내려고 한다
매운맛	화끈거린다	매운 것을 씻어내려고 혈액의 흐름을 늘린다
꽃가루	콧물 재채기 눈물	이물을 씻어내려고 한다 이물을 배출하려고 한다 이물을 씻어내려고 한다
먼지	기침 천식 눈물	먼지가 기관에 침입하지 못하게 한다 먼지가 기관에 침입하지 못하게 기관을 수축한다 먼지를 씻어낸다
토사물	구역질	기분이 나빠서 토해낸다
정신적으로 싫은 것	구토감	싫다는 감정, 싫은 존재, 싫은 기분을 토해내려고 한다 ※ 싫은 일이 만성화되면 구토감이 마비되어 싫은 기분, 싫은 감각을 토해낼 수 없게 되고, 온갖 싫은 감정이 쌓인다. 이것이 스트레스가 되어 교감신경을 긴장시켜서 암을 비롯한 만병을 일으킨다.
한방약 (침구)	이뇨 소화기관의 연동운동 배변, 설사 타액 분비	맛이 쓴 한방성분, 침의 아픔, 뜸의 뜨거움을 배제하려고 한다 혈액순환이 촉진되어 몸이 따뜻해진다

장하는 작용 등을 한다. 그 때문에 반응이 일어나면 소변이 자주 마려워지기도 하고, 배변이 좋아지기고 하고, 혈액순환이 좋아져서 몸이 따뜻해지기도 하고, 입 안에 침이 많이 나기도 하는 생리현상이 나타나는 것이다.

여러분이 알아두어야 할 점은 혐오물 반사를 일으키는 것들 중에는 꽃가루나 먼지 같이 형태가 있는 것뿐만 아니라 형태가 없는, 즉 마음의 움직임에 관계되는 것, 정신적인 것도 포함되어 있다는 사실이다.

예를 들면 대단히 충격적인 체험을 하거나 다른 사람으로부터 심한 말을 들으면 위 부근에서부터 울컥 구역질이 나는 경우가 있다. 이것은 몸이 고통스러운 체험, 슬픈 마음, 괴로운 심정, 불쾌감 같은 것들을 밖으로 내쫓으려는 반응이다. 또는 아주 싫어하는 사람의 손이 어깨에 약간 닿기만 해도 소름이 끼치는 그런 경험은 없는가? 이것도 싫은 사람과의 접촉을 거부하려는 반응이다.

그러면 침술치료나 한방치료는 어떻게 혐오물 반사를 일으킬까?

한방약의 경우는 그 독특한 쓴맛이나 아린 맛이 그런 반사를 일으킨다. 맛이 고약한 것이 입에 들어오면 "이런 고약한 것은 빨리 입에서 나가라!"하는 반응이 일어나서 침이 분비되어 입 안에 있는 고약한 맛을 씻어내려고 한다. 또는 오줌이 자주 나와서 한방약을 배설하는 반응이 일어난다.

침술치료에서는 침을 놓았을 때 찡하니 둔한 통증이 난다. 이 자극이 몸 안의 세포를 놀라게 하여 혐오물 반사를 일으킨다. 후쿠다 선생은 주삿바늘이나 레이저를 사용하여 침술치료를 하고 있는데, 이 치료에서는 좀 더 예리한 통증이 있다. 주삿바늘의 끝이 환부患部에 닿으면 솔직히 말해서 다소 예리한 아픔이 있다. 참을 수 없을 정도는 아니지만 자기도 모르게 "아야!"할 정도로는 뜨끔하다.

이 예리한 아픔을 배제하려고 혐오물 반사가 일어난다. 침술치료를 하면 몸이 따뜻하게 더워지기도 하고, 뱃속에서 꼬르륵하는 소리가 나는 것도 반응을 일으키고 있는 부교감신경이 우세하게 되어 있기 때문이다.

침술치료와 한방치료는 역겨운 것에 대한 혐오물 반사를 이용하여 부교감신경을 자극한다. 그 결과 교감신경은 억제되어 과립구는 감소하고, 활성산소의 생성에도 제동이 걸린다. 한편 부교감신경이 우세해지므로 임파구가 증가하여 면역력이 향상되어서 암과 대적할 수 있게 되는 것이다.

내가 침술치료를 권하는 것은 효율적으로 자율신경의 밸런스를 조절하는 작용을 기대할 수 있기 때문이다. 대체요법에는 여러 가지가 있다. 침술치료 외에도 온천요법, 향기요법, 요가, 태극권, 기공 등 자기 몸이 편해진다고 실감할 수 있는 것이 있으면 시도해 보기 바란다.

식이섬유가 풍부한 좋은 식사를 하라

암 치료에만 해당하는 말은 아니지만, 몸의 컨디션을 조절하는데 중요한 것은 균형 잡힌 식사를 하는 것이다. 육식만 한다거나 기름진 것만 먹는 것이 아니라 어패류, 콩제품, 해조류, 버섯류, 야채, 과일 등 여러 가지 음식을 골고루 먹도록 한다.

특히 신경 써야 할 점은 버섯류와 해조류를 부지런히 먹는 것이다. 이들 식품에 들어 있는 식이섬유(불소화다당류)는 몸 안에서는 소화하지 못한다. 그러나 장은 이것을 어떻게 하든 소화하려

⬇ 식이섬유가 부교감신경이 우세한 몸 상태를 만든다

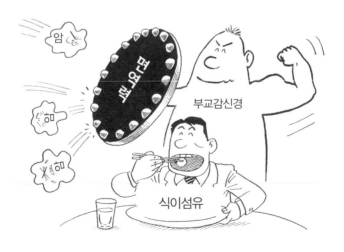

고 열심히 장관腸管(섭취한 음식물을 소화하고 흡수하는 기관을 통틀어 이르는 말)을 움직인다. 장관의 연동운동은 부교감신경을 자극하므로 장이 운동을 하고 있을 때는 부교감신경이 우세하게 된다. 자율신경은 내장의 움직임을 조절하고 있는데, 이처럼 내장운동이 역으로 자율신경을 자극하여 운동을 촉진하는 작용도 있다.

그러므로 식이섬유가 풍부한 식품을 취하여 장관의 운동이 활발해지면 그만큼 부교감신경이 우세한 컨디션을 만들 수가 있어서 면역력을 높이는 효과를 얻을 수 있다.

또 식이섬유는 장에서 발생하는 활성산소의 제거에도 도움이 된다. 사람의 장 안에는 약 100종류, 100조나 되는 세균이 살고 있다. 장 안의 세균 가운데 유산균 같은 유익한 세균은 비타민의 합성과 소화흡수, 발암물질의 배제 등의 활약을 한다.

한편 웰치균Welch's bacillus이나 대장균은 장 속에서 활성산소를 만들어내어 발암물질을 합성하는 등 조직의 노화를 촉진한다. 식이섬유는 해로운 세균이 산출하는 활성산소에 흡착하여 대소변과 함께 배설되는 것을 돕는다. 장내 환경을 정비한다는 점에서도 식이섬유는 훌륭한 영양소이다.

최근 버섯류의 진액이 포함된 기능성 식품으로 암이 자연치유自然治癒되었다는 이야기를 여기저기에서 듣곤 하는데, 이것은 장관과 부교감신경의 상호작용으로 면역력이 증진되었기 때문이다. 잘못된 치료만 받지 않는다면 이러한 기능성 식품도 암 치료에 일조가 된다.

　항암제 치료나 방사선 치료를 받으면 교감신경이 긴장하여 장
관의 운동이 멎어버린다. 이러한 치료를 중지하고 식욕이 되돌
아오면 버섯류와 해조류 그리고 콩류를 적극적으로 섭취하여 장
의 작용을 회복시키면 좋을 것이다.

가볍고 적당한 운동으로 부교감신경을 자극한다

　몸이 피곤하지 않으면 가급적 몸을 움직이는 것이 좋다. 혈액
순환이 촉진되고, 기분전환에도 크게 도움이 된다. 숨이 끊어
질 듯한 과도한 운동은 교감신경을 흥분시키지만, 가벼운 운동
을 기분 좋다고 느껴질 정도로 하는 경우에는 부교감신경이 자
극된다.

　걷기, 자전거 타기, 수영 등은 자기 페이스로 할 수 있고, 운동
의 강도를 마음대로 조절할 수 있으므로 무리 없이 하기에 적당
하다. 그리고 경기의 승부에 일희일비一喜一悲하며, 졌다고 분해
한다거나 화가 나는 그런 운동은 피하도록 한다. 그렇게 하면 기
분전환은커녕 오히려 스트레스가 되어 교감신경의 긴장을 불러
오게 된다.

　가능하면 1주일에 4일 정도, 1회에 30분쯤 운동을 하면 좋을
것이다. 비 오는 날이나 바람이 세게 부는 날, 더운 날, 추운 날,

몸의 상태가 좋지 않은 때는 운동을 쉬고 집에서 한가롭게 지내도록 한다. 무리하지 않는 것이 중요하다.

심호흡은 부교감신경을 우세하게 만든다

암에 걸린 사람은 하나같이 교감신경이 과도하게 긴장되어 있다. 심호흡은 부교감신경을 손쉽게 유도할 수 있는 방법이므로 권장한다. 깊이 호흡하면 산소를 많이 들이마실 수가 있다. 너무 많은 산소가 갑자기 들어오면 몸이 놀라서 "이런 산소는 필요 없어요"하면서 내쉬는 숨으로 들어온 산소를 내보내려고 한다. 이는 앞에서 이야기한 역겨운 것에 대한 혐오물 반사와 마찬가지의 작용으로, 부교감신경을 우세하게 할 수가 있다.

이렇게 해서 교감신경의 긴장이 해소되어 몸은 긴장완화 모드가 되고, 혈관이 확장하여 혈액순환이 좋아지고, 맥박은 천천히 뛰게 된다. 몇 번 심호흡을 한 뒤에 맥박을 측정해 보라. 맥박이 심호흡을 하기 전보다 느리게 뛰고 있는 것을 확인하게 될 것이다.

심호흡 방법은 매우 간단하다. 배가 불룩 나올 정도로 잔뜩 공기를 들이마신 다음 배가 쑥 들어갈 정도로 공기를 전부 토해낸다.

질병 치료나 정신 단련을 목적으로 하는 호흡법에는 여러 가지가 있다. 그러나 이런 방법들은 정해진 자세와 실행하는 순서가 있어서 익히는 데 시간이 걸린다. 이런 '형型'이 정해져 있는 호흡법을 초심자가 일부러 실행할 필요는 없다. 실시방법이 복잡한 것, 엄격한 스타일이 있는 것에 매이게 되면 교감신경이 긴장하는 세계로 되돌아가 버린다.

마음 편하게 배에 가득, 가슴에 가득 공기를 들이마셔라. 이것만으로 충분하다. 여유가 생기면 본격적인 호흡법을 실천하는 것도 괜찮다.

다소 미지근한 욕탕에서 느긋하게 목욕한다

목욕을 좋아하는 사람들에게 목욕의 효과는 헤아릴 수 없을 정도다. 느긋하게 탕 안에 들어가 있으면 혈액의 흐름이 좋아져서 몸도 따뜻해지고, 피로감과 근육의 뻐근함도 시원하게 사라진다. 몸도 깨끗해지고 심신의 긴장을 최고로 풀 수 있는 것이 바로 목욕이다.

37~38℃ 정도의 다소 미지근한 탕에 느긋하게 들어가 있어 보라. 40℃ 이상의 다소 뜨거운 탕은 혈압을 높일 위험이 있으므로 긴 시간의 목욕에는 적당하지 않다. 목욕한 뒤에는 수분을 충분히 보충해 준다.

웃음은 면역력을 강화한다

웃음은 최고로 부교감신경이 우세한 세계이다. 유머나 코미디 프로와 같이 웃음을 자아내는 것을 많이 보자.

지나치게 웃으면 눈물과 콧물, 침, 방귀까지 나오는 수가 있다. 이것은 부교감신경이 자극되어 전신의 배설·분비 기능이 최상의 상태가 되기 때문이다. 크게 웃고 있을 때 NK세포의 퍼포린 분비 능력이 높아져서 암을 웃으면서 죽이는 효과를 볼 수 있다.

웃음이 질병의 자연치유를 촉진한 사례는 많다. 그중에서도 웃음으로 교원병膠原病을 완치한 미국인 노먼 커즌스의 이야기는 유명하다.

노먼 커즌스는 일의 스트레스 때문에 교원병에 걸리고, 의사

⚡ 웃음은 면역력을 높이고 암세포를 죽인다

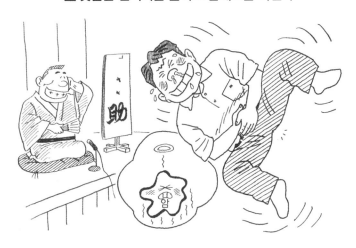

로부터 불치병이라는 선고를 받았다. 그러나 그는 체념하지 않고 코미디 프로나 재미있는 책을 보면서 철저하게 웃는 생활을 보냈다. 그러다 보니 웬걸 몇 달 뒤에 병이 깨끗이 나은 것이다.

이것도 자율신경과 면역의 관계에서 생각해 보면 극히 당연한 일이다. 교원병도 암과 마찬가지로 교감신경의 긴장이 원인이 되어 생긴다. 스트레스로 교감신경의 긴장상태가 계속되어 과립구가 증가하고 활성산소가 대량 발생하여 조직 파괴가 일어나면, 손상된 이상자기세포異常自己細胞가 증가한다. 이상해진 자기세포는 임파구(흉선외분화 T세포)의 공격을 받고 환부에 염증이 일어난다. 이것이 관절 내부에서 생기면 '만성 관절 류머티즘'이 발병하는 것이다.

교원병을 고치려면 암과 마찬가지로 부교감신경을 우세하게 하여 과립구의 증가를 억제하고, 활성산소의 대량 발생을 막아야 한다. 조직 파괴가 멎으면 임파구의 공격도 수렴收斂되어 염증도 일어나지 않고 병이 낫게 된다. 노먼 커즌스는 웃기를 계속하여 과립구의 증식에 제동을 걸고 교원병을 극복한 것이다.

최근 들어 웃음의 효용에 관심을 두고, 웃음으로 암의 자연치유를 유도하려는 시도도 하는 것 같다. 그것은 그것대로 좋은 일이지만 지금까지 설명한 '암을 고치기 위한 4가지 대책' 전체에 눈을 돌린다면 더 많은 암 환자가 자연치유에 이르게 될 것이다.

언제 어디서나 쉽게 할 수 있는 손톱 마사지 요법

후쿠다 선생이 고안한 '손톱 마사지 요법'은 손쉽게 부교감신경을 자극할 수 있는 가정요법으로 적극 권한다. 손가락 끝에는 신경이 밀집되어 있어서 엄지, 검지, 중지, 소지의 손톱이 난 언저리를 누르면서 비비면 효과적으로 자율신경을 자극할 수 있다.

마사지하는 부위

손톱이 난 언저리의 모서리이다. 엄밀한 위치는 아니며 대략 손톱이 난 언저리면 된다.

마사지하는 손가락

자극을 주며 마사지하는 손가락은 두 손의 엄지, 검지, 중지, 소지이다. 이들 손톱이 난 언저리를 누르면서 비비면 교감신경의 과도한 긴장이 억제되어 과립구가 감소한다. 동시에 부교감신경이 우세해져서 임파구가 증가하여 혈액순환이 촉진된다. 다만, 약지에 대한 자극은 교감신경을 긴장시키기 쉬우므로 하지 않는 게 좋다.

마사지하는 손가락에 따른 효과

손가락은 내장의 작용과 밀접하게 연관되어 있다. 엄지는 폐 등의 호흡기, 검지는 위장 등의 소화기, 소지는 심장과 신장 등 순환기의 작용을 높이는 효과를 기대할 수 있다. 중지의 효과는 구체적으로는 알려져 있지 않지만 교감신경의 긴장을 억제하는 효과가 있으므로 다른 손가락과 함께 비벼준다.

암은 발생 부위에 관계없이 교감신경의 긴장에 의한 과립구의 증식, 혈액순환장애에 원인이 있다. 그래서 암의 종류에 상관없이 약지를 제외하고 어느 손가락을 자극해도 좋지만 예컨대 위암이면 검지를, 폐암이면 엄지를 좀 더 정성 들여 비비도록 한다.

손톱 마사지를 실시하는 손가락에 따라 나타나는 질병별·증상별 효과를 구체적으로 살펴보면 다음과 같다.*

• 엄지 : 기침, 천식, 폐암, 아토피성 피부염, 류머티즘, 원형탈모증, 구

* 참고문헌 : 《기적이 일어나는 손톱 마사지 요법》, 후쿠다 미노루·아보 도오루 감수, 마키토출판, 2002

갈증 등

- 검지 : 위·십이지장 궤양, 위약(胃弱), 위암, 궤양성 대장염, 크론씨
  병 등
- 중지 : 이명증, 난청 등
- 소지 : 고혈압, 뇌경색, 당뇨병, 신장병, 간염, 어깨 결림, 요통, 두통, 불
  면증, 건망증, 생리통, 자궁근종, 자궁내막증, 갱년기장애, 자율신경실
  조증, 안면신경마비, 손발 저림, 비만, 치매, 불안신경증, 메니에르병,
  노안, 빈뇨, 파킨슨병 등

자극의 세기

손가락을 자극할 때는 손톱이 난 언저리에 다소 강한 듯한
아픔을 느낄 정도로 누르면서 비빈다. 가벼운 자극으로는 효과
가 없으며 '아프다'하고 느껴질 정도가 적당하다. 누르면서 비빈
자국이 남을 정도의 세기라면 괜찮지만, 손가락 표피에 상처가
난다거나 피가 날 만큼 강하게 누르는 것은 피한다.

마사지하는 방법

손톱이 난 언저리의 모서리는 손가락의 양쪽에 있다. 외우
기 쉽게 엄지의 바깥쪽부터 1·2(엄지), 3·4(검지), 5·6(중지), 7·8
(약지), 9·10(소지)으로 번호를 매기면 좋을 것이다.

자극할 때에는 한쪽 손의 엄지와 검지로, 다른 한쪽의 손톱이

난 언저리를 양쪽에서 끼워서 잡고 그대로 누르면서 비빈다. 예를 들어 엄지이면 1·2를 동시에 10초씩 누르면서 비빈다. 정성을 들여서 비비는 손가락은 20초 정도 자극한다.

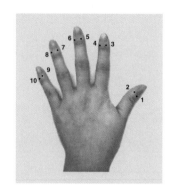

　1회에 양손의 엄지, 검지, 중지, 소지를 자극하고, 이것을 하루에 1~3회 한다. 원칙적으로 아이들에게도 어른과 마찬가지로 실시해도 상관없다.

　빠른 사람의 경우 손톱 마사지를 시작한 당일에 그 효과가 나타나기도 하며 며칠 안에, 보통은 한 달 정도 지나서 냉한 체질이 개선되었다, 숙면할 수 있게 되었다, 식욕이 난다, 두통이 사라졌다, 설사와 변비가 해소되었다 등등 전신 상태가 개선되었다.

　사람에 따라서는 이 손톱 마사지 때문에 일시적으로 증상이 나빠지거나 손이 뜨겁게 느껴지는 일이 있다. 이것은 병이 좋아지기 전의 생리적인 반응이므로 걱정하지 말고 계속 자극을 주도록 한다. 이 경우 자극을 중단하면 원래대로 되돌아간다.

　한 가지 주의할 점은 손톱 마사지는 부작용이 없지만 지나치게 많이 하지 않도록 한다. 자기가 치료하고자 하는 증상에 대응하는 손톱을 20초씩, 그 외의 손톱은 10초씩 자극하기를 1일 1~3회 하는 게 적당하다.

4장

이 요법은 자율신경의 밸런스를 조정하는 효과가 뛰어난 건강법이다. 하는 방법도 매우 간단하고 암뿐만 아니라 질병 예방과 가족의 건강 증진에도 도움이 된다. 목욕탕에 들어가 있는 동안이나 잠자기 전 등 실천하는 시간을 정해두면 잊지 않고 계속할 수 있을 것이다.

이상과 같이 소개한 암을 고치기 위한 방법들을 실천하면 얼마 후에 감기에 걸렸을 때처럼 37℃대의 미열이 나기도 하고, 몸이 나른해지는 일이 생긴다. 이것은 부교감신경이 우세해지고, NK세포의 분비기능이 활성화되어 암세포를 파괴하고 있을 때의 열이다(방종양증후군). 몸이 암과 싸우고 있기 때문에 나타나는 증상(치유반사)이므로, 당황하여 열을 내리지 말고 그대로 두도록 한다. 대략 2~7일 정도에서 자연히 진정된다. 이 열과 권태감 뒤에 암의 자연퇴축自然退縮이 찾아온다.

암인 것을 알았어도 낙심할 필요 없다. 자기가 할 수 있는 일이 많다. 하나씩 실천하여 회복을 향해 나아가도록 하자.

5장

면역력을 강화하여
암을 자연 소멸시킨다

면역력을 강화하여
암을 이기는 치료법

암을 자연퇴축시키는 치료법

발암發癌에 이르는 흐름을 다시 한 번 정리해 보면 아래와 같다.

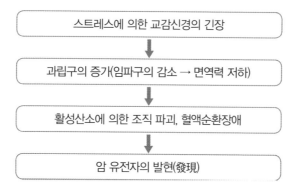

이 흐름의 근원에 있는 '스트레스'에 대해서는 자기 자신의 생활을 재점검하는 일이 중요하다. 그 결과에 입각해서 부교감신경을 적극적으로 자극하는 치료를 받기도 하고, 임파구의 힘을

증강하는 치료를 받기도 하는 것이 암을 고치는 데 커다란 도움이 된다. 암을 고치기 위해서 본인 스스로 해야 할 일이 상당히 많다.

이 장에는 면역력을 강화하여 암을 자연퇴축시키는 치료법 두 가지를 소개한다. 하나는 후쿠다 미노루 선생의 '자율신경 면역요법'이고, 다른 하나는 에비나 다쿠사부로 선생의 'BAK요법'이다. 이들 치료법에 대하여 자세한 설명을 듣기 전에 우선 각각의 치료법의 특색을 살펴보자.

자율신경 면역요법

자율신경 면역요법은 자율신경이 백혈구의 작용을 지배하고 있는 것에 착안하여 자율신경의 혼란을 없앰으로써 백혈구의 밸런스를 조절하여 면역력을 높여 가는 것이다.

이 치료법은 암을 비롯해 아토피성 피부염, 궤양성 대장염, 만성 관절 류머티즘, 크론씨병Crohn's disease 등의 난치병에 효과를 발휘하고 있다.

자율신경 면역요법에는 다음과 같은 특징이 있다.

첫째, 효과적으로 부교감신경을 자극할 수 있다. 자율신경 면역요법에서는 침, 레이저, 전자침을 사용하여 치료점治療点을 자극한다. 이들 기구가 몸에 닿으면 따끔한 자극통刺戟痛을 느끼는

데 이 통증은 '싫은 것에 대한 혐오물 반사'를 촉진하여 자율신경의 불균형을 수정하는 중요한 요소이다.

이 치료에서 '아프다!'라고 느낄 때에 몸 안에서는 부교감신경의 반사가 일어나서 교감신경 쪽으로 크게 기울어있던 자율신경의 바늘을 부교감신경 쪽으로 되돌릴 수가 있다.

둘째, 백혈구의 밸런스를 수시로 체크할 수 있다. 이 치료의 또 하나의 커다란 특징은 치료와 병행하여 백혈구의 수와 비율을 체크한다는 점이다. 과립구와 임파구의 비율을 조사해 보면, 교감신경의 긴장이 얼마나 해소되었는가를 짐작할 수 있다.

목표로 하는 임파구의 실수實數는 대략 2,000개/mm³ 정도이다. 이 수치에 가까워짐에 따라 환자의 몸 상태는 호전되어 간다. 식욕이 되살아나고, 몸이 가벼워지고, 손발이 따뜻해지고, 기분이 밝아지고, 권태감이 없어지는 등 몸의 컨디션이 향상되는 징조가 많이 나타나게 되며, 몸 안에서는 암의 자연퇴축이 시작된다.

자율신경 면역요법은 치료가 간편하므로 환자가 가벼운 마음으로 받을 수 있다는 점도 장점이다. 현재 이 치료법을 적극적으로 채택하는 의사가 다소 느리기는 해도 조금씩 증가하고 있다.

BAK요법

BAK요법의 특징은 임파구를 보충하여 면역력을 증강하는 데

도움이 된다, 부작용의 염려가 없다 등을 들 수 있다. 에비나 다쿠사부로 선생이 주목한 γδT세포라는 것은 임파구 중에서도 진화가 오래된 것으로, 이상자기세포에 대한 공격력이 뛰어나다. 이 세포가 배양培養을 통해서 더욱 강력한 킬러 활성(암을 죽이는 작용)을 갖게 되면 암을 일망타진할 수 있다. 자력으로 임파구를 증가시키는 것이 이상적이지만, 이런 방법으로 면역력을 강화하는 것도 선택할 수 있는 하나의 치료 방법이 아닐까?

일반적으로 면역요법은 부작용이 없는 듯한 인상을 주지만, 치료하기에 따라서는 항암제 치료 같은 부작용을 일으킬 수도 있다. 이에 반해 BAK요법에는 부작용이 없으므로 안심이다.

그러면 이제부터 후쿠다 선생과 에비나 선생에게 각각의 치료에 대한 이야기를 들어보자.

후쿠다-아보 이론에 근거한
자율신경 면역요법

– 쇼헤이 클리닉·후쿠다의원 의사 후쿠다 미노루

암은 더 이상 고치기 어려운 병이 아니다

자율신경과 백혈구의 상관관계를 해명한 후쿠다-아보 이론에 확신을 가지면서 나는 난치병이라고 하는 암에 대해서 비장감悲壯感을 품는 일 없이 대적할 수 있게 되었고 자신 있게 "암은 고치기 쉬운 병입니다"라고 말할 수 있게 되었다.

암뿐만 아니라 모든 '병이 생기는 시스템'과 '병이 낫는 시스템'은 공통점이 있다. 간단히 말해서 지속적인 교감신경의 긴장이 일으키는 '혈액순환장애'와 '과립구 증식에 의한 조직 파괴'가 만병을 일으키는 것이며, 병을 고치려면 다른 한편의 자율신경인 부교감신경을 자극하여 혈액순환을 개선하고 임파구를 증가시켜야 한다는 것이다.

이 시스템을 알고 난 후부터 나에게 있어 암은 고치기 쉬운 병이 되었다. 비록 치료에 시간은 걸리지만 암도 요통이나 티눈처럼 언젠가는 낫는 병이다.

본래 암이 난치병이 된 것은 암에 책임이 있는 것이 아니라, 이제까지의 암 치료에 문제가 있었던 것이다. 다시 말하지만 암의 원인은 교감신경의 긴장에 의한 면역력의 저하와 혈액순환장애이다. 종래의 항암제 치료·방사선 치료·수술요법은 이 원인을 제거하기는커녕 원인 자체를 증가시켜온 데 지나지 않는다.

이 중에서 항암제 치료가 암을 급격히 악화시키는 첫 번째 요인으로 꼽히지만 방사선 치료도 면역력을 형편없이 떨어뜨린다. 항암제와 방사선 치료, 수술, 항생물질, 스테로이드, 소염진통제 등을 함부로 쓰지 않으면 암은 여간해서는 진행하지 않는다.

수술은 조기암의 1차 선택이라고 말하지만, 나는 권할 수가 없다. 30년 전부터 나는 줄곧 소화기 외과에 종사하면서 위암의 절제수술을 해 왔지만 치유율은 조금도 올라가지 않았다. 진행 암에서 살아나는 사람은 10%에도 미치지 않는다.

암을 고치려니까 절제한다. 그러나 잘라내면 잘라낼수록 나빠진다. 그렇게 수술을 하는 동안에, 나는 수술에 의문을 갖게 되었다. '나빠진 곳을 잘라냈는데 고칠 수 없다니, 이것은 무언가 이상하다.' 오랫동안 외과 치료의 현장에 있었기 때문에 바로 눈에 들어오는 것이 많았다. 수술은 혈관을 다치고 조직을 손상시켜 환자로부터 자연치유력(본래 몸이 갖고 있는, 병을 고치려는 힘)을 빼앗는다.

암 치료에서 해서는 안 되는 것은 항암제 치료와 방사선 치료 그리고 수술이다. 그리고 해야 하는 것은 부교감신경을 자극해서 혈액이 원활하게 흐르게 하여 체내의 노폐물을 내어보내는 일과 임파구를 늘려서 암과 싸우는 힘을 강화하는 일, 이 두 가지이다.

여기에 소개하는 자율신경 면역요법은 후쿠다-아보 이론에 근거하여 고안해 낸 치료법이다. 이 치료법은 자율신경의 밸런스를 조절하여 과립구와 임파구의 비율을 정상으로 유지해서 면역력을 회복시키는 작용이 뛰어나다. 다음에서 이 치료법의 특징을 좀 더 자세히 설명하겠다.

자율신경 면역요법의 특징

주삿바늘이나 레이저로 치료점治療点**을 자극한다**

자율신경 면역요법은 주삿바늘이나 레이저, 전자침 등을 사용하여 치료점을 자극한다. 이것은 교감신경의 긴장을 억제하고, 부교감신경을 우세하게 하는 효과가 있다. 그 결과 임파구가 증가하고 혈액순환이 개선되어 면역력이 향상된다. 환자의 몸을 상하게 하는 일 없이 몸이 본래 지니고 있는 자연치유력을 회복시킴으로써 암을 물리칠 수 있는 것이다.

일본에서는 옛날부터 침술치료, 온구치료溫灸治療, 기공氣功 등 동양의학의 치료법에 친숙한데, 자율신경 면역요법을 이런 치료법의 하나라고 생각하면 될 것이다. 이 치료법에서 사용하는 주사 바늘이나 레이저, 전자침은 모두 부교감신경을 효과적으로 자극하는 도구이다. 어느 것을 쓸 것인가는 병의 상태와 환자의 희망을 고려하여 정한다.

주삿바늘과 레이저는 각각 개성이 있다. 이를테면 주삿바늘은 침술치료이고, 레이저는 온구치료라고 할 수 있다. 그리고 전자침은 이 두 치료 방법의 중간에 위치한다고 볼 수 있다. 주삿바늘은 즉효성卽效性이 있어서 치료의 효과는 좋은데, 레이저에 비하면 다소 지속성이 떨어진다. 반면 레이저는 주삿바늘만큼 즉효성은 없지만 효과의 지속성은 있다.

레이저와 전자침은 모두 자극통증이 그리 심하지 않기 때문에 어린이의 치료에 적합하다. 아토피성 피부염은 증상에 따라서 오랜 기간의 치료가 필요한데, 레이저나 전자침은 덜 아프기 때문에 어린이들도 기피하지 않아서 치료를 계속할 수가 있다.

환자의 피부에 변형이 되어 있는 곳을 자극한다

환자의 몸을 관찰해 보면 피부 표면에 줄(선)이 나 있거나 약간 패인 곳이 발견된다. 이것은 허혈虛血(혈관이 수축하여 혈액순환이 나쁜 상태)이나 울혈鬱血(정맥에 혈액이 고여서 흐름이 좋지 않은 상태)로 인해 피부에 비정상적인 부분이 나타나는 변화이다.

나는 이 줄(선)과 패인 곳을 치료점으로 하여 자극한다. 치료점은 머리, 얼굴, 목, 가슴, 등, 배, 허리 등 주로 몸의 중심선을 따라 분포되어 있고 줄(선)은 혈관을 따라 나 있는 경우가 많다.

암 환자에게는 몸에 무수한 줄이 나 있는 경우가 있다. 울혈이

⬇ 스트레스가 쌓이면 머리에도 붉은 줄이 생긴다

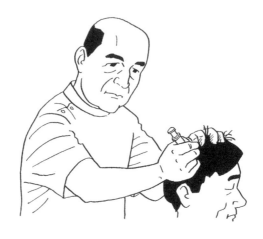

심한 사람은 줄이 난 이곳저곳에 통통 부은 듯한 부위가 있는데, 거기에 압통壓痛(누르면 느껴지는 통증)을 느끼는 것 같다.

예컨대 무릎에 통증이 있는 사람에게 피부의 늘어진 부위나 패인 부위를 자극하면 통증이 싹 사라지는데 이런 일은 드물지 않다. 암 때문에 내장이 아픈 경우에도 그 통증을 해소하는 효과를 얻을 수 있다. 또 스트레스가 쌓여 있는 사람은 두피에 붉은 줄이 나 있는데, 여기에 손가락을 대면 반드시 압통이 있다. 이 머리에 난 줄을 자극하면 환자들은 "머리가 맑아졌습니다", "기분이 좋아졌습니다", "몸이 가벼워졌습니다"라는 등의 느낌을 말한다.

한편 주삿바늘을 찔렀을 때에 나는 혈액도 환자의 몸 상태를 아는 데 중요한 정보원이다. 바늘을 찌르면 아주 적은 출혈이 있는데, 이때 피가 흐르는 모양, 색깔, 양, 점도粘度 등에서 환자의 몸 상태를 추측할 수 있다. 건강한 사람의 혈액은 물처럼 부드럽고 색깔도 고운 붉은색이다. 그리고 바늘을 찌르면 즉시 혈액이 방울방울 흘러나온다.

그러나 몸의 컨디션이 좋지 않거나 무엇인가 병이 있는 사람, 과로 때문에 피로한 사람은 교감신경이 긴장하여 혈액순환장애가 일어나 있기 때문에 바늘을 찔러도 좀처럼 피가 나오지 않는다. 또 출혈을 해도 혈액의 색이 거무칙칙하거나 걸쭉한 찰기를 띠고 있다.

치료를 계속하여 백혈구의 밸런스가 잡혀가면 혈액의 상태도 두드러지게 개선되어 간다. 걸쭉하던 혈액이 묽어지고, 거무칙칙하던 색은 선명한 붉은색으로 변해간다. 백혈구의 밸런스와 함께 혈액의 색깔과 형상은 건강상태를 비추는 거울이라고 할 수 있다.

임파구의 비율과 수를 중시한다

자율신경 면역요법에서는 백혈구의 밸런스를 매우 중요시한다. 그 때문에 치료와 병행하여 정기적으로 혈액검사를 실시해서 백혈구의 밸런스를 조사한다. 과립구와 임파구의 비율과 수를 파악하면 수시로 치료의 효과를 판정할 수 있기 때문이다.

2장에 소개한 바와 같이 진행암(위암) 환자의 혈액은 그야말로 과립구에 푹 절어 있는 상태이며, 조기암 환자에 비하여 임파구의 비율이 눈에 띄게 떨어져 있다. 이처럼 환자들의 혈액 데이터에는 암의 형세가 여실히 반영되어 있다. 과립구와 임파구의 밸런스가 이상적理想的인 수치에 가까워짐에 따라 암이 쇠약해져 가는 모양도 파악할 수 있는 것이다.

백혈구를 체크할 때는 과립구와 임파구의 비율뿐만 아니라 실수實數도 중시한다. 비록 백혈구의 비율이 정상이더라도 실제의 수가 필요절대수必要絶對數에 미달한 사람은 어딘가에 병이 있다. 비율은 정상이 되었는데 좀처럼 증상이 호전되지 않는 경우를 보면 임파구의 수가 부족한 사례가 많았다.

백혈구의 수는 건강상태를 나타내는 기준이 된다. 건강한 사람의 경우 백혈구는 혈액 1mm³에 5,000~8,000개가 있고, 백혈구의 비율은 과립구 54~60%, 임파구 35~41%이다. 그리고 건강을 유지할 수 있는 이상적인 백혈구의 실수實數는 과립구가 혈액 1mm³에 3,500~3,600개, 임파구가 2,300~2,600개 정도이다. 임파구의 하한下限은 2,000개 정도인데, 이 수를 밑돌면 면역력이 떨어져서 병에 걸리기 쉽게 된다.

임파구는 나이에 따라 변동하고 젊을수록 수가 많아지며 중년 이후에는 줄어드는데, 건강한 몸이면 2,300~2,600개는 유지할 수 있다. 이 건강체의 수치에 가까워지면 암뿐만 아니라 어떤 병이라도 눈에 띄게 호전된다.

암 치료에서도 임파구의 수치가 기준이 된다

나의 임상 경험에서 말하면, 암을 고치는 데 필요한 임파구의 절대수는 1,800~2,000개/mm³ 이상이다. 이 2,000개/mm³라는 숫자는 정말 정직한 숫자여서 환자가 여기에 도달하면 분명하게 암이 호전되어 가는 것을 알 수 있다. 임파구가 1,800개/mm³를 밑돌고 있는 동안에는 암에 대한 저항력이 아직은 약하고 병의 상태도 불안정하다.

그러나 1,800개/mm³ 이하라도 치료를 계속하는 동안에 임파구가 서서히 증가하므로 걱정하지 않아도 된다. 1,200개/mm³ 전후에서부터도 시간은 걸리지만 임파구는 증가해 간다. 문제는 임파구가 1,000개/mm³를 밑도는 사람이다. 항암제 치료를 받은 사람은 400개/mm³ 또는 700개/mm³로 임파구의 수가 줄어든 경우가 있다. 이것을 어떻게 증가시키느냐 하는 것이 앞으로의 과제이다.

내가 언제나 애석하게 느끼는 것은 조기암인 사람이 수술이나 항암제 치료, 방사선 치료에 의존하는 것이다. 조기암인 사람은 전체의 70%이며 임파구가 2,000개/mm³를 넘는다. 모처럼 암과 싸울 힘을 갖고 있으면서도 면역력을 떨어뜨리는 3대 요법(항암제 치료·방사선 치료·수술)을 받고 마는 것이 참으로 안타깝다.

한편 조기암인 사람이라도 30%는 임파구가 2,000개/mm³ 이하이며, 사람에 따라서는 1,500개/mm³ 이하인 사람도 있다. 1,500개/mm³ 이하인 사람이 수술이나 항암제(화학요법), 방사선 치료를 받으면 그 당시에는 암이 나은 것 같이 보이지만 면역력이 떨어져 있기 때문에 재발할 확률이 높다.

이런 점들을 생각해서 조기암인 사람이야말로 3대 용법을 받지 말고 자기의 면역력을 강화하는 치료를 해야 한다. 암의 조기발견은 좋은 일이라고 생각하지만 조기 치료가 잘못된 것이라면 환자에게는 아무 유익이 없다.

임파구가 지나치게 많은 것도 좋지 않다

아무리 임파구가 중요하다고 해도 임파구가 있으면 있을수록 좋다는 말은 아니다. 임파구의 상한上限은 3,000개/mm³ 정도이다. 이 이상 임파구가 증가한다는 것은 부교감신경이 과도하게 우세한 상태를 말한다. 그러면 정맥의 울혈이 일어나고, 체내에 발암물질과 각종 독소, 노폐물이 쌓이기 쉽게 된다. 이것이 조직에 정체하면 세포가 상하고 발암發癌을 촉진한다.

환자 중에는 소수이기는 하지만 임파구가 3,000개/mm³를 넘는 '부교감신경 긴장형 암'인 경우가 있다. 이 임파구 과잉 타입에서는 자율신경의 조절을 통하여 치료 효과가 나타나기 쉬워서 암이 낫기 쉽다는 특징이 있다.

자율신경 면역요법에서는 이처럼 항상 임파구의 실수實數의 추이를 관찰하여 환자의 면역력을 체크하고 있다. 치료 방법은 침술치료와 비슷하지만, 이 점이 종래의 동양의학의 치료법과 크게 다르다.

전이하는 암은 고치기 쉽다

암은 어느 정도 커지게 되면 혈액이나 임파액을 타든지, 조직에 깊숙이 숨어들어서 다른 장기에 불똥이 튄다. 이것을 '전이'라고 한다. 일반적으로 전이는 매우 무서운 것으로 인식되어 있어서 '전이가 일어나면 끝장'이라고 생각한다.

게다가 암 치료 전문가는 전이를 피하기 위해서 장기를 크게 잘라낸다든지, 항암제를 소나기처럼 퍼부어서 전이소轉移巢를 파괴하려고 한다. 그러나 나의 임상 경험을 통해서 볼 때 전이는 몸이 암을 쫓아내려는 신호이며, 결코 몹시 싫어할 것이 아니라고 생각한다.

이것은 자율신경 면역요법의 실시를 전제로 한 이야기인데, 전이는 암이 나을 기회라고 말할 수 있다. 왜냐하면 전이를 일으키고 있는 환자의 태반은 임파구의 수가 2,000개/mm³가 넘는다. 다시 말하면 전이라는 현상은 암이 임파구의 공격을 받아서 패배할 것 같은 상태인 것이다. 임파구의 공격에 직면한 암세포는 '이대로 가다가는 우리가 진다'라는 것을 알아차리고 생존을 걸고 뿔뿔이 흩어져 다른 조직에 뛰어든다. 이것이 전이의 본모습이다.

실제로 환자의 경과를 추적해 보면 전이한 뒤부터 암이 호전되어 가는 것을 분명히 알아볼 수 있다. 전이가 일어났다고 생각되는 시기에 환자는 꼭 37~38℃의 열이 나고, 몸이 나른하다고 호소한다. 그럴 때 열을 내리지 말고 치료를 계속해 가면, 얼마 안가서 암이 작아진 사례가 매우 많았다.

왜 이런 일이 일어날까? 암이 여기저기 흩어졌을 때, 부교감신

⬇ 전이는 암이 낫는 기회

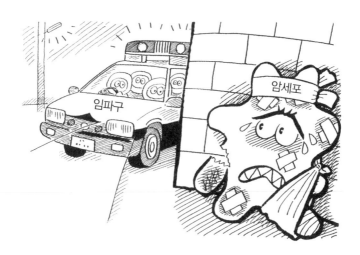

경을 자극하여 혈액을 자꾸자꾸 흘려서 임파구를 활성화해 두면 흩어져간 그곳에서 임파구의 공격을 받아 일망타진되어 박멸되기 때문이다. 열이 나고 권태감을 느끼는 것은 암이 악화된 징조가 아니라 임파구가 암세포를 파괴하므로, 조직에 염증이 일어나서 생기는 증상이라고 봐야 할 것이다.

그러므로 이런 증상이 나타나면 두려워하지 말고 자율신경 면역요법을 계속해 가면 된다. 실수로라도 열을 내리게 하면 안 된다. 모처럼의 임파구의 공격력이 떨어지고 만다.

내가 '전이는 낫는 기회'라고 말하는 것은 억지 주장이 아니다. 임상 경험을 통하여 환자의 몸이 가르쳐 준 것이다. 교감신경으로 기울어진 자율신경을 부교감신경 쪽으로 되돌려서 백혈구의 밸런스를 조절해 가면 전이는 조금도 무섭지 않다.

스트레스를 해소하라

나는 여러분에게 여기에서 설명한 치료를 계속하면서 자기의 마음에 쌓여 있는 스트레스도 함께 버리라고 당부한다. 수년에 걸쳐 품고 온 스트레스가 교감신경의 과도한 긴장을 불러와서 암에 걸리는 것이다.

자율신경 면역요법은 부교감신경을 효과적으로 자극하는 치료법이기는 하지만 치료를 받으면서 환자가 번민한다든지, 불

같이 화를 낸다든지 하면 치료의 발목을 잡는 것이 된다. 인간관계의 분쟁이나 금전문제 등 당장에는 해결되지 않는 고민이나 걱정거리가 있는 사람은 이 점을 잘 이해하고 하다못해 기분만이라도 슬기롭게 전환해 보기 바란다.

나의 경우엔 스트레스를 받아서 머리가 아프고 뒤숭숭해지면 눈앞의 일을 걷어치우고 산보하러 나가거나 가벼운 운동을 하는 등 지체 없이 기분을 전환한다. 무엇보다도 몸을 움직이는 것이 중요하다. 숨이 차는 운동은 안 되지만 몸이 훈훈하게 따뜻해지는 가벼운 운동은 마음의 갈등을 약화시키는 효과가 있다. 눈앞에 있는 고통과 대적하는 일은 그만두고, 자기를 편안하게 하는 방법을 생각해 보자.

암이 호전되기 시작하면 즉시 업무시간을 늘리거나 밤늦게까지 놀러 다니는 사람이 있다. 또는 그때까지 미루어 두었던 이혼이나 전직 문제를 단숨에 처리하려는 사람도 있다.

병이 낫기 시작한 때에는 이런 무리를 하면 안 된다. 아직 면역력이 안정되어 있지 않은 데다가 결과적으로 스트레스가 늘어서 치유를 가로막는 원인이 된다. 일이나 놀이는 완전히 나은 뒤의 즐거움을 위해서 미루도록 한다. 성가신 일은 완치될 때까지 내버려두자.

자율신경 면역요법으로
암을 치료한 사례

이번엔 자율신경 면역요법을 받은 환자의 실제 치료 사례를 소개해 보겠다. 여기에 소개된 3명의 환자 중에서 마지막의 한 사람은 나가사키현의 다지마 게이호 선생(다지마 외과의원 부원장)의 환자이다. 아직 치료를 받고 있는 환자인데 굳이 소개하는 이유는 다지마 선생이 다음과 같이 말했기 때문이다.

"앞으로 석 달밖에 남지 않았다던 식도암 환자 K씨가 자율신경 면역요법으로 식욕을 되찾고 게다가 복직을 희망할 만큼 기력이 회복되었습니다. 이와 비슷한 사망선고를 받고 괴로워하는 환자들에게 희망을 나누어주고 싶습니다."

다지마 선생은 현재 암 환자뿐만 아니라 허리와 무릎 통증 같은 정형외과계통의 질병에 대해서도 자율신경 면역요법을 시행하고 있다. AKA(관절운동학적 어프로치)라는 치료와 병용하면 끈질긴 통증이 너무나 쉽게 제거되어 소염진통제를 거의 쓰지 않을 정도가 된다고 한다.

유방암

– Y씨(40대 후반, 여성)

암이 직경 8cm 가까이 자라다

1999년이 저물어갈 무렵 Y씨는 목욕을 하다가 우연히 오른쪽 유방의 응어리를 알게 되었다. 해를 넘기고 병원에서 검사를 받은 결과, 유방암으로 진단되었다. 암은 오른쪽 유방의 거의 중앙에 있었으며 직경 8cm 가까이 성장해 있었다.

Y씨는 처음에는 암에 대한 두려움으로 정서적 혼란에 빠졌다. 한시라도 빨리 암을 제거하려는 생각에서 오른쪽 유방 전부의 절제수술을 받을 예정이었다. 그런데 수술 직전에 감기에 걸리는 바람에 감기가 나을 때까지 집에서 대기하게 되었다. 이 휴양이 계기가 되어 Y씨는 안정을 되찾고, 수술을 받지 않고 고칠 방법을 생각하게 되었다. Y씨는 자율신경 면역요법을 받아보기로 결심하고 우리 병원을 찾아왔다.

Y씨의 2000년 2월의 혈액검사 결과는 다음과 같다.

- 백혈구 수 5,400개/mm³

• 임파구 29%(1,566개)

임파구는 2,000개/mm³ 이상 있는 것이 바람직한데, Y씨는 다소 적은 편이었다. 그때까지의 생활상황을 물으니 성격적으로 무엇이나 완벽하게 처리하지 않으면 성이 차지 않는 편이어서 동료나 부하직원이 정확하게 일을 처리하지 않는 것 때문에 종종 안달복달했다고 한다. 이러한 직장의 스트레스가 40대 전반까지 계속되고, 그에 상응하는 교감신경 긴장상태에 있었던 것 같다. 임파구가 적은 것도 스트레스의 영향 때문으로 판단되었다.

Y씨는 주 2회씩, 침과 레이저에 의한 통원 치료를 계속하였다. 치료 초기에 Y씨는 업무에 지치면 유방 내부가 아프다고 호소하곤 했다. 마치 송곳으로 쿡쿡 찌르는 것 같은 예리한 통증이 오른쪽 유방에서부터 옆구리까지 뻗친다고 했는데, 그 통증은 치료를 시작한 지 반년 후부터 서서히 가벼워져 갔다.

치료를 시작하고 얼마 지나지 않아 Y씨의 왼쪽 유방에 탁구공만한 응어리가 생겼다. 그 전의 주치의에게서 왼쪽으로도 전이할 가능성이 있다는 말을 들었는데, 새로 생긴 이 응어리는 전이한 암일 가능성이 있지만 결국 2회의 치료로 완전히 사라졌다.

암이 작아지고 말랑말랑하게 부드러워지다

　Y씨의 암 크기는 초진 때의 측정에서는 4cm×7.5cm이었으나, 약 1년 반 뒤인 2001년 6월에는 3cm×4cm까지 작아졌다. 대단히 흥미로운 것은 암은 작아짐과 동시에 만졌을 때의 감촉이 매우 부드러워졌다는 점이다.

　암이 작게 줄어들었을 무렵 혈액검사를 한 결과, 다소 임파구는 증가하였지만 아직 목표인 2,000개/mm³에는 이르지 못했다.

　2001년 6월의 혈액검사 결과는 다음과 같다.

- 백혈구 수 5,100개/mm³
- 임파구 35%(1,785개)

　그 뒤 내가 건강이 좋지 않아서 진료를 3개월 정도 쉬었다가 2001년 9월부터 치료를 재개하였다. 그 동안에 Y씨의 종양은 약간 커졌으며 단단해졌고 통증도 재발하였다. 그러나 치료를 재개한 지 5개월 후인 2002년 2월에는 암의 통증이 사라지고, 같은 해 3월에는 암이 5cm×3cm까지 작아졌다. 종양에는 금이 나 있고 조각조각 깨어질 징조를 알아볼 수 있었다. 또 암은 매우 부드러워졌다.

　2002년 3월의 혈액검사 결과는 다음과 같다.

- 백혈구 수 4,600개/mm³
- 임파구 40%(1,840개)

임파구 수는 천천히 그러나 착실히 증가하고 있으며, 암 크기와 딱딱한 정도로 봐서 앞으로 1년쯤이면 Y씨의 암은 소멸할 것으로 예측하고 있다. 본인도 매우 원기가 있으며, 업무도 계속하고 있다. Y씨는 "수술을 받지 않아서 참으로 다행이었다"라고 자신의 선택에 스스로 만족하고 있다.

위암

– A씨(48세, 남성)

위암 초기이며 크기는 4cm

당시 45세였던 A씨는 1999년 4월 무렵부터 위에 불쾌감을 느끼게 되었다. 그해 5월 한 병원에서 검사를 받은 결과 위에 폴립polyp이 있고, 80% 정도의 확률로 위암이 의심된다는 진단을 받았다.

의사는 A씨에게 수술을 권했지만 그의 아버지가 위암 수술 후 상태가 좋지 않은 채 세상을 떠난 경험이 있어서 수술 받기를 망설였다. 그래서 A씨는 내시경 정밀검사를 받고, 그 결과가 나올 때까지의 3주간만이라도 시험 삼아 자율신경 면역요법을 받기로 했다. 여기서 어떤 효과를 보게 되면 수술을 하지 않을 작정이었다고 한다.

1999년 5월의 초진 치료에서는 A씨의 몸에 침을 놓아도 거의 피가 나오지 않았다. 조금 배어 나온 혈액은 거무칙칙하고 걸쭉했다. 이런 혈액은 전신의 혈액순환이 나쁘고, 몸이 냉할 때 볼 수 있는 것이다. 실제로 A씨는 "손발이 차서 견딜 수가 없어요"라고 호소하였다.

A씨가 병원에서 받은 혈액검사에서 백혈구 수는 4,000개/mm³였으며, 그 전년의 검사에서는 3,900개/mm³로 극단적으로 수가 감소되어 있었다. 이 수치를 보면 오랜 기간에 걸쳐서 임파구 수도 감소되었을 거라고 추측된다.

내가 A씨를 치료 후에 실시한 혈액검사 결과는 다음과 같으며, 침의 자극으로 임파구가 증가한 것으로 보인다.

- 백혈구 수 5,600개/mm³
- 임파구 47%(2,632개)

1999년 6월 10일 내시경 검사의 결과는 위암 초기이며 암의 크기는 4cm 크기로 판명되었다. 그러나 폴립은 내시경 검사 때에 위의 점막에서 뜯겨나가서 사라지고 없었다. 3주간의 자율신경 면역요법의 치료를 받은 A씨는 식욕이 되돌아오고, 몸의 컨디션이 매우 좋아진 것을 자각할 수 있게 되었다. 그 뒤에도 주 2회의 통원 치료를 계속하였다. 치료를 시작한 지 1개월만에 실시한 2회째의 내시경 검사에서는 직경 4cm이었던 암이 2cm가 안 되게 줄어들어 있었다.

이 결과를 뒷받침이라도 하듯 6월 11일의 혈액검사에서는 임파구도 증가하여 있었다.

- 백혈구 수 6,000개/mm³
- 임파구 48%(2,880개)

암이 완전히 사라지다

그 뒤에도 A씨의 몸 상태는 계속 좋아져서 체중이 4kg 정도 늘고, 암이 발견되기 이전 체중으로 회복되었다. 2회째의 내시경 검사를 마친 무렵부터 침을 꽂으면 끈적한 기가 없고, 색이 밝은 피가 나왔으며, 권태감이나 몸의 냉한 기가 해소되었다.

1999년 8월 하순, A씨는 3회째의 내시경 검사를 했는데, 암이 1cm 크기로 줄어 있었다. 자율신경 면역요법의 효과를 실감할 수 있었던 A씨는 연기해 두었던 수술을 거절하고 침으로만 하는 치료에 전념하기로 결정했다.

암이 발병한 지 4개월쯤 지난 12월, A씨는 집 근처의 내과병원에 가서 4회째의 내시경 검사를 받았다. 수술을 거절했을 때, 이전 주치의에게 "그런 치료로는 나을 턱이 없습니다"라는 말을 들은 A씨는 정말 자기의 암이 사라졌는지 어떤지 사정을 모르는 제3자에게 진단을 받아보려고 생각했던 것이다.

A씨는 내과의사에게 "위가 안 좋습니다"라고만 말하고 내시경 검사를 받았다. 검사 결과 위의 점막에는 아무 이상이 없고, 위궤양이 나은 흔적이 있다고 나왔다. 마침내 암은 사라지고 없었던 것이다.

8월 당시의 혈액검사 결과는 다음과 같다.

- 백혈구 수 6,300개/mm³
- 임파구 43%(2,709개)

A씨가 2000년 3월에 받은 5회째의 내시경 검사의 결과도 역시 '이상 없음'이었다. A씨는 위카메라를 삽입하는 것이 괴롭다고 하며 그 이후에는 내시경 검사를 받지 않았지만, 현재까지는 몸 상태가 좋고, 일상적인 생활을 하고 있다.

임파구의 수는 몸 상태와 피로를 반영한다

암 치료를 계기로 A씨는 그때까지의 자신의 생활방식을 재점검하고, 일에 너무 무리하지 않도록 마음을 쓰게 되었다. 암에 걸리기 몇 년 전부터 A씨는 회사에서 독립할 자금을 조달하느라고 분주한 나날을 보냈다.

A씨는 그 당시를 뒤돌아보면서 동분서주하던 그 시기에 암이 생긴 것이 아닌가 생각된다고 말한다. 실제로 지금도 일에 조금 무리를 하면 가슴 속이 쓰리고 아프거나 위가 묵직하게 느껴지는 증상이 나타난다고 한다.

임파구 수는 그 사람의 컨디션과 피로 정도를 그대로 반영한다. 예컨대 2002년 2월의 혈액검사 결과에서 백혈구 수는 5,700개/mm³, 임파구는 35.5%(2,023개)이었으나, 한 달 뒤인 3월엔 백혈구 수는 5,300개/mm³, 임파구는 25%(1,325개)까지 떨어져 있었다.

A씨의 이야기로는 임파구가 줄었을 때는 그 지난 주에 어김없이 일에 무리를 했다는 것이다. 이렇게 임파구 수를 항상 체크하게 되면서부터 A씨는 몸이 지나치게 지치지 않도록 조심하고 있다. 또한 내가 권한 건포마찰도 3년간 매일 거르지 않고 실천하고 있다고 한다. 건포마찰은 온몸의 혈액순환을 촉진하는 효과가 있으므로 몸의 컨디션 관리에는 대단히 유익하다. A씨도 "이것 덕분에 몸이 언제나 훈훈하고 따뜻합니다"라고 말한다.

암은 그 사람의 약점을 노리고 찾아온다. A씨처럼 몸 상태와 의논하면서 생활하는 것이 암이 틈타지 못하도록 하는 요령이라고 하겠다.

진행성 식도암

− K씨(40대 후반, 남성)

항암제를 쓰지 않으면 앞으로 남은 목숨은 3개월

2002년 2월 K씨는 병원에서 검진 결과 식도암이 의심스럽다는 진단을 받고 3월에 정밀검사를 받았다. 그 결과, 식도와 위의 접합부 점막에 솟아오른 암이 발견되었고, 간과 폐에도 전이된 것을 알았다. 진단 결과는 진행성 식도암의 말기였다.

K씨를 진찰한 의사는 그의 가족에게 이렇게 말했다고 한다.

"지금부터 당장 항암제 치료를 시작한다면 앞으로 반 년에서 1년 수명을 연장할 확률이 30~40%가 됩니다. 그러나 아무 손도 쓰지 않으면 앞으로 남은 목숨은 3개월입니다."

K씨의 가족은 크게 놀랐고, 이것을 본인에게 알렸다. K씨는 항암제 치료의 부작용이 굉장히 괴롭다는 것을 알고 있었다. 또 항암제 치료를 받는다고 해도, 확실하게 수명이 연장될지 어떨지도 매우 불확실했기 때문에 K씨는 항암제 치료를 거절하였다.

회사에 복귀하기를 바랄 만큼 회복되다

K씨는 후쿠다 미노루 선생의 암에 관한 책을 읽고 나서, 면역력을 높이는 자율신경 면역요법을 해보기로 마음먹고 내 병원(다지마 외과의원)을 찾아왔다. 초진 때의 K씨는 목숨이 앞으로 3개월 남았다는 말을 들었음에도 불구하고 매우 침착했다. 비록 얼굴 표정은 어두웠지만 이 치료에 목숨을 걸어보겠다는 의지가 강하게 느껴졌다.

자각증상으로는 왼쪽 옆구리의 통증, 위를 눌렀을 때의 압통壓痛, 호흡할 때의 괴로움 등이 있었다. K씨는 식욕이 떨어져서 3개월만에 체중이 3kg 줄었다고 한다.

초진 때의 혈액검사 결과는 다음과 같았다.

• 백혈구 수 8,030개/mm³
• 임파구 24.8%(1,991개)

K씨는 임파구가 비교적 많았으므로 나는 '이 암은 그렇게 비관할 것은 없지 않을까'라고 생각했다. 그리고 주삿바늘을 써서 머리, 상반신, 위의 주변을 자극하는 치료를 하였다. K씨는 1주 1회의 통원 치료를 계속했는데, 5회째(4월 1일)의 치료 때는 숨쉬기가 편해졌다고 했다. 그전까지는 심호흡을 하지 않으면 숨을 쉬지 못했는데, 보통의 호흡으로 공기가 들어오게 되었다고 했

다. 게다가 왼쪽 옆구리의 통증도 매우 가벼워졌다고 했다.

이 날 실시한 혈액검사 결과는 다음과 같으며, 특별한 변화는 보이지 않았다.

- 백혈구 수 8,370개/mm^3
- 임파구 23.5%(1,966개)

4월 8일 6회째의 치료에서는 위의 압통壓痛이 상당히 가라앉고, 왼쪽 옆구리의 통증도 사라졌다. 한 3일쯤 전부터 갑자기 식욕이 나서 음식이 맛있게 느껴진다는 변화도 있었다. 본인도 놀랄 만큼 몸 상태가 좋아졌기 때문에 K씨는 1개월간 쉬고 있던 회사에 복귀하고 싶다는 말을 했다. 아직 치료가 막 시작됐을 뿐이지만, K씨의 얼굴 표정은 굉장히 환하게 밝아졌고, 치료 중에도 싱글싱글 웃음지을 만큼 되었다.

치료 때의 나의 느낌으로는, 시간은 걸려도 K씨의 암은 잘 되리라는 희망을 가질 수가 있다. 비록 말기 암이라고 해도 절대로 체념할 필요는 없다고 생각한다.

암과 공생할 수 있게 한 BAK요법

– 미야기 현립 암센터 연구소 면역학부장 에비나 다쿠사부로

BAK요법은 면역요법의 일종으로, 몸의 면역력을 강화하여 암을 자연퇴축自然退縮시키는 치료법이다.

BAK요법은 환자의 혈액에서 채취한 임파구에 3종류의 생물제제(생체의 방어반응을 조정하는 작용이 있는 물질), 즉 BRMbiological response modifier을 첨가하여 2주간 배양하고 활성화시켜서 증가한 임파구 60억 개를 환자의 혈액 속에 점적주사点滴注射로 다시 주입한다.

이렇게 하여 강력한 킬러 활성(암을 죽이는 작용)을 지닌 대량의 임파구를 환자의 몸에 다시 주입함으로써 생체의 암에 대한 공격력이 강해져서 암세포를 죽일 수 있다. BAK요법은 BRM의 B, 활성화 킬러세포Activated Killer의 머리글자 A와 K를 따서 이름 붙인 것이다.

내가 BAK요법을 고안한 이유는 종래의 암 치료가 갖가지 부

⬇ 60억 개의 임파구가 암세포를 죽인다

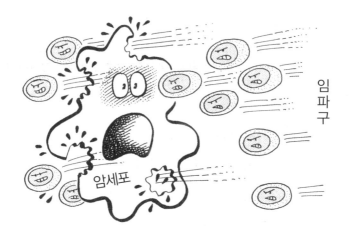

임파구

암세포

작용을 낳고, 이것이 환자에게 대단한 고통을 강요하고 있는 것을 통감했기 때문이다. 환자의 몸과 마음을 힘들게 하지 않는 치료법은 없을까? 그런 마음에서 BAK요법을 고안해 낸 것이다. BAK요법에 대해서 보다 자세히 알고 싶은 사람은 나의 졸저 《암과 공생하자-21세기의 의학·통합의학에의 권유》를 참조하기 바란다. 그러면 종래의 암 치료에는 어떤 문제점이 있는지에 대해 설명하겠다.

수술요법

암이 조기早期이고 원발소原發巢에만 머물러 있는 경우에는 수술이 유효하다고 볼 수 있다. 그러나 이미 눈에 보이지 않는 전이가 있는 경우에 수술을 하면 전이소轉移巢가 급격히 퍼져서 오히려 죽음을 재촉하는 경우가 있다. 수술의 적용은 충분히 생각한 후에 결정할 필요가 있다.

항암제 치료와 방사선 치료

육안으로도 확인할 수 있는 전이가 발견된 경우, 일반적으로는 항암제 치료와 방사선 치료를 시술하게 된다. 이 두 치료법은 암세포를 살상함과 동시에 분열 중에 있는 정상세포도 죽여버린다. 특히 활발하게 분열하는 골수세포를 죽이기 때문에 면역력을 약화시키게 된다.

게다가 항암제의 독성은 심각하다. 후생노동성에서 인정하고 있는 항암제 가운데 암세포를 죽이거나 증식을 억제하는 유효율은 30%에 불과하다. 나머지 70%는 백혈구의 감소, 식욕 부진, 메스꺼움, 혈소판 감소, 위장장애, 탈모, 전신권태 등의 부작용이 있다. 이러니 주작용과 부작용이 뒤바뀌어있다고 할 수밖에 없다.

항암제의 효능은 '부작용으로 30%의 사람의 암을 축소시킬 수 있다'라고 봐야할 것이다. 더구나 '그 축소는 목숨과 맞바꾸는 것이다'라고 해야 할 것이다. 암이 나아도 환자는 눕고 일어나지 못하며 목숨을 단축하게 된다. 이것이 항암제 치료의 현실이다.

이제까지의 서양의학은 병만을 열심히 찾아내서 암이면 암만을 고치려고 해왔다. 그 때문에 항암제를 부지런히 투여해 온 것이다. 그러나 이것은 환자의 마음에 대한 배려가 전혀 없는 치료법이다.

비록 암을 안고 있을지라도 환자가 살고 있는 동안 QOL, 즉 생활의 질을 높이고, 본인이 원하는 일을 하면서 인생을 마감할 수 있게 돕는 일. 이것이야말로 의사가 해야 하는 치료의 모습이라고 생각한다.

내가 지향하는 치료는 부작용이 일체 없고, 환자의 생활의 질을 양호하게 유지하며(눕고 일어나지 못하는 일 없이 자기의 원하는 일을 할 수 있는 생활), 수명 연장 효과를 기대할 수 있는, 마음과 몸에 고통과 불편이 없는 치료이다. BAK요법은 이 3가지 점을 실현하였다.

BAK요법의 특징

부작용이 없다

처음에 설명한 바와 같이 BAK요법은 면역요법의 하나이다. 면역요법이라는 것은 백혈구 등의 면역담당 세포와 사이토카인 cytokine(주로 면역세포의 정보전달에 쓰이는 물질), 항체 등을 활성화하는 물질을 써서 면역력을 강화하여 목표로 하는 암세포를 파괴하도록 유도하는 치료법이다.

면역요법은 몸을 괴롭게 하지 않으면서 항암제 치료와 같은 효과를 얻을 수 있다고 해서 한때 대단히 인기가 높았다. 그러나 그 후 부작용이 있다는 것이 판명되기도 하고, 실은 그렇게 효과가 있는 것이 아니며, 효과가 있어도 판정이 어렵다는 등의 이유에서 면역요법에 대한 전문가들의 관심이 줄어들었다.

그런 가운데서 현재도 널리 시술되고 있는 면역요법에 CTL요법이 있다. 이 요법은 환자의 킬러 T세포를 추출해서 여기에 암세포를 첨가하여 암을 인식하는 공부를 시킨 다음 환자의 혈액에 임파구를 다시 주입하는 치료법이다.

CTL요법은 암에 대한 공격력을 높이는 치료법으로 인식되고 있다. 그런데 킬러 T세포에도 약점이 있다. 그것은 킬러 T세포는 HLA(사람 백혈구 항원 : 백혈구의 막을 형성하고 있는 단백질)의 타입이 자기와 맞는 암세포밖에 죽일 수 없다는 것, 그리고 HLA가 맞는 세포는 그것이 정상세포일지라도 죽여버린다는 것이다.

그러나 내가 고안한 BAK요법에는 이와 같은 부작용은 없다. BRM을 첨가하여 배양한 임파구는 HLA의 타입에 구애받지 않고 마주친 암세포를 죽일 수 있다. 또 자신의 정상세포를 공격하는 일도 없다.

강력한 킬러 활성이 있다

BAK요법에서 배양되는 것은 주로 NK세포와 γδT세포라고 부르는 임파구이다. 이것들은 킬러 T세포와 달라서 HLA의 타입에 관계없이 암세포를 죽이는 능력이 있다.

이에 더하여 배양된 임파구의 대다수는 표면에 CD56이라는 표지가 세포에 붙어 있다. CD56이라는 표지가 있는 세포는 암 살상능력이 뛰어난 것으로 알려져 있다. NK세포는 암의 저격수로 유명하지만, CD56 표지가 붙은 NK세포는 그 힘이 더욱 강하다고 생각해도 좋을 것이다.

CD56 표지가 붙은 세포는 '다기능 세포'라고도 부르며, 호르몬의 분비에 관여하는 세포와 뇌신경세포도 되는 세포이다. BAK요법을 받은 환자가 치료 후 1~2주간은 기분이 매우 좋다고 말하는 것은 CD56 표지의 세포가 암세포를 죽일 뿐만 아니라 진통·진정 효과를 가져오는 뇌내 호르몬과 엔도르핀을 생성하기 때문이 아닐까 생각된다.

연명 효과가 높다

실제로 BAK요법을 시술해 보면, 내가 예측한 것 이상의 연명 효과와 치료 효과가 나타나서 고안자인 나 자신도 놀랄 때가 많다. 예를 들어 '스테이지 4'라고 하면 말기 암을 말하는데 아무 손도 쓰지 않을 경우 반 년이면 사망하는 것이 통례였다. 그런데 BAK요법을 받은 환자는 외래 통원을 할 수 있는 기운을 가지고 최소한 1년 이상, 평균 2년은 연명하였다.

나는 이제까지 스테이지 4의 환자를 전부 32명 치료하였다. 이 환자들은 원발소原發巢를 수술로 절제한 후 전이·재발하여 더는 손을 쓸 수 없는 상태였다. 그런데 이런 사람들이 힘 있게 1년 이상 살았다.

그리고 전이가 국소局所의 임파절에 일어나서 수술이 불가능한 스테이지 3의 폐암 환자 3명, 수술 후의 전이를 두려워하여 치료를 받고 있는 스테이지 2의 환자 8명은 모두 현재 건강하게 살고 있다.

폐암에 뚜렷한 효과가 있다

BAK요법에서는 암 치료에 있어서 특별히 반응이 나쁜 것은 없다. 반대로 반응이 매우 좋은 것은 폐암이다. 폐암은 일본에서 위암을 앞질러 계속 증가하고 있다. 게다가 치료가 어렵고, 5년 생존율도 매우 나쁘며, 현재의 화학요법(항암제)에 의한 연명은 평균 6개월이라는 매우 성가신 암이다.

BAK요법을 받은 3명의 폐암 환자는 '스테이지 3B'라고 하는 단계에 있었다. 이 환자들은 암이 기도氣道(기관과 기관지 등 호흡할 때의 공기 통로) 부근에 전이해 있기 때문에 수술을 할 수 없다고 해서 BAK요법을 희망하였다. 현재 3명 중 2명은 암이 완전히 사라졌고, 한 사람은 암이 변하지 않는 상태로 1년 이상 건강하게 살고 있다.

보통의 경우라면 3명 모두 6개월 정도에서 사망할 병상病狀이어서 나도 매우 놀라고 있다. 암이 사라진 속도도 빨라서 두 사람 모두 2~3회의 투여, 즉 2~3개월에 암이 사라져 버렸다. 이 사람들은 치료를 시작한 지 곧 3년이 되지만, 좀 더 확실히 하기 위해서 5년까지 경과를 관찰할 예정이다.

BAK요법이 특히 폐암에 잘 듣는 이유를 나름대로 짐작해 보면, 점적주사点滴注射로 임파구를 다시 주입할 때 임파구가 섞인 혈액은 심장을 통과하여 제일 먼저 폐에 도달하는데 이것이 폐암 공격에 효과가 있는 것이 아닌가 싶다.

신장암이 폐로 전이한 환자도 3명이 있는데, 암이 완전히 없어지고 3년이 지났다. 이들 증례症例에서 신장암에도 BAK요법이 효과가 있다는 느낌을 받고 있다.

그 외에 혈관육종이나 자궁육종도 치료가 어렵다고 하는데, 현재까지 혈관육종 환자는 3년 이상, 자궁육종 환자는 2년 이상 건강하게 살고 있다.

아직 혈액암은 적용할 수 없다

현재로서는 혈액암과 B형 간염, C형 간염에 의한 간암 환자에게는 치료를 하고 있지 않다. BAK요법에서는 말초혈을 쓰는데, 혈액 속에 암세포나 바이러스가 섞여 있을 가능성이 있기 때문이다. 이 문제가 해결된다면, 앞으로는 혈액암에도 적용하려고 생각하고 있다.

BAK요법의 실제

BAK요법은 어떻게 암을 치료하는가

치료 방법

임파구의 수명은 대략 2주이다. 그래서 1개월에 1회의 간격으로 새로이 임파구를 보충하게 된다. 환자에게는 한 달에 2회 병원에 오게 한다.

1회째는 20cc의 혈액을 채취한다. 여기서 얻은 혈액 속의 임파구 약 3,000만 개를 2주 동안에 60억 개로 늘려서 점적주사로 환자에게 재주입한다. 점적하는 시간은 약 1시간이다. 2주가 지나면 다시 채혈하러 오게 하고, 다시 2주 후에 점적주사로 임파구를 주입하는 사이클이 반복된다.

계속하는 기간

1Kur를 4회 투여로 하고, 최저 1Kur의 치료를 하며, 5년간

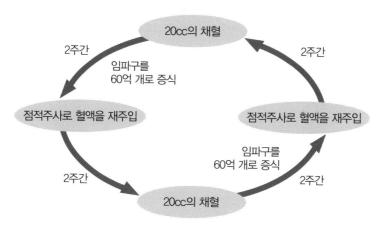

⬇ BAK요법의 치료 사이클

20cc의 채혈

2주간

임파구를
60억 개로 증식

2주간

점적주사로 혈액을 재주입

점적주사로 혈액을 재주입

임파구를
60억 개로 증식

2주간

2주간

20cc의 채혈

계속하는 것이 이상적이다. 그러나 투여간격을 1개월에서 2~3개월로 서서히 늘려갈 수는 있다. 암의 재발을 막기 위한 예방 차원에서 임파구를 계속 주입한다.

치료를 받을 수 있는 나이

이 요법은 부작용 등의 염려가 없으므로 어린이도 치료를 받을 수 있다. 현재 15~80세의 환자가 치료를 받고 있다.

치료 효과의 측정

면역요법의 약점은 치료 효과를 측정하는 방법을 찾기가 어렵다는 것이다. 그래서 나는 환자의 생활의 질QOL을 측정하기 위한 잣대로 페이스 스케일face scale을 쓰고 있다(p.198 그림 참조).

⬇ 페이스 스케일은 치료 효과 측정의 잣대

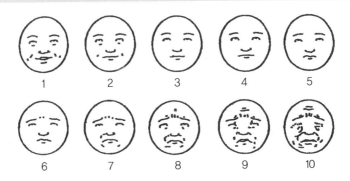

[질문] 현재의 기분에 해당하는 얼굴의 번호에 ○표를 하시오

나는 매번 치료를 할 때마다 이 페이스 스케일을 보여 주고 "지금의 기분은 어느 얼굴입니까?"라고 환자에게 묻는다. 이 얼굴이 웃는 얼굴 쪽으로 이동하면 효과가 있었다고 판정하고 있다.

또 다른 평가방법은 이제까지 종양의 크기가 줄어들지 않고 '불변不變'인 경우에는 치료의 효과가 없다고 판정하였지만, 적어도 6개월 이상 불변인 경우에는 이것을 장기불변長期不變으로 보고 '효과 있음'으로 판정하고 있다. 환자가 아무 어려움 없이 암과 공생하고 있는 것이므로 치료 효과가 있었다고 봐야 할 것이다.

장기불변 환자를 포함한 BAK요법의 유효율은 75%이다. 처음에 이야기한 항암제 치료는 부작용을 수반하면서 효과가 30%인 것을 보면, BAK요법이 환자의 몸과 마음에 부합하는 치료법이라고 말할 수 있다.

치료를 받는 시기

BAK요법은 조기에 받을수록 효과가 높다. 아직 실례는 없지만, 초기의 환자가 수술하지 않고 이 치료법을 받겠다고 희망한다면 그것도 가능하다고 생각한다.

다른 치료와의 병용

임파구가 파괴되어 버리기 때문에 BAK요법은 항암제나 방사선 치료와 병용을 할 수 없다. 그러나 수술 후 재발 예방으로 받는 것이라면 문제가 없다.

암에 걸린 것을 알았으면 스트레스 발산법을 찾아낸다

BAK요법은 암을 공격하는 뛰어난 면역요법이지만 이런 것에 의지하기 전에 평소 암을 예방하고, 암을 악화시키지 않는 생활을 하는 게 매우 중요하다.

많은 환자들을 대하면서 깨달은 것은, 암은 스트레스의 영향을 받아 발생한다는 것이다. 암은 세포의 증식에 관계하는 복수複數의 유전자가 돌연변이를 일으켜 생기는 병인데, 스트레스 때문에 유전자의 손상률이 높아진다고 생각한다.

⬇ 자기가 좋아하는 일을 해서 면역력을 높인다

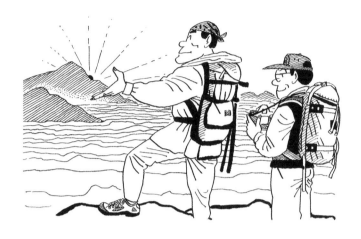

괴로운 일, 싫은 일이 있을 때 감기에 걸리기 쉬운 것은 스트레스로 인해서 면역력이 떨어지기 때문이다. 이런 의미에서 암을 막는 데에도, 고치는 데에도 스트레스가 쌓이지 않게 하는 일이 중요하다.

만약 암에 걸렸으면 자기의 성격에 맞는 스트레스 발산법을 찾아내서 가능한 한 마음을 쉬게 하는 연구를 해보자. 노래방을 좋아하면 속이 후련해질 때까지 노래하고, 글짓기가 취미이면 자비출판으로 책을 만드는 것도 즐겁지 않겠는가?

자기의 마음에 드는 일을 하고 있을 때는 NK세포의 작용이 왕성해진다. 암이 발생해도 임파구가 그것을 박멸해 준다. 암과 공생하기 위해서는 자기가 좋아하는 일을 하는 것이 중요하다.

내가 외래에서 마음을 쓰는 일은 가능한 한 환자의 이야기를 들어주는 일이다. 대부분의 환자가 그 전의 병원에서 몸과 마음이 모두 지칠 정도의 상처를 받고 의사 불신에 빠져 있다. 그 불신감이 암을 나쁜 방향으로 끌고 간다.

내가 철저히 환자의 이야기를 들어주면, 단지 이야기를 열심히 한 것뿐인데도 마음이 후련해지는지 "어쩐지 암이 나은 듯한 기분이 듭니다"라고 말한다. 그때마다 나는 '암은 마음에서 생긴다'라는 생각을 지울 수 없다.

BAK요법이 효과를 보인
실제 사례

편평상피암

− 60대 전반, 남성

수술이 불가능한 스테이지 3B의 환자

이 환자는 오른쪽 폐 입구의 상부에 암이 있다는 것을 알았을 때 임파절에도 이미 암이 전이되어 있었고 수술을 할 수 없다고 해서 방사선 치료를 받았다. 그러나 암이 완전하게는 없어지지 않았기 때문에 우리 센터에 오게 되었다.

초진에서 이 환자의 전신상태는 좋았고 통증 같은 증상도 없었으며 식욕도 있었으나, 천식 같은 기침이 자주 나왔다. 낙담하고 있었는데 지푸라기라도 잡고 싶은 심정이라고 말했다.

이 환자에게 BAK요법을 시술한 지 1개월이 지나자 원발소原發巢, 전이소轉移巢 모두 암이 사라져 버렸다. 종양 마커marker인 IAP

는 당초 420μg/mL이었지만, 1개월 후에는 정상값인 330μg/mL 로 안정되었다(IAP의 정상값은 500μg/mL 이하).

페이스 스케일로는, 처음부터 2로서 변화는 없었지만 뜻밖에 치유되어서 그런지 본인의 마음이 완전히 밝아지고, 3년 2개월 이 지난 현재도 건강하게 살고 있다.

난소암
- 40대 후반, 여성

수술이 불가능한 스테이지 3C의 환자

이 환자가 난소암이라고 진단된 것은 1999년 12월말이었다. 난소암은 암이 어느 정도 커질 때까지 자각증상이 나타나지 않 기 때문에 발견이 늦기 쉽다. 또 발견되었을 때에는 병변이 확대 되어 있기 때문에 시기를 놓치는 경우가 많다.

이 환자도 발견 당시 암은 이미 3.2cm×2.6cm의 크기에 이르 렀다. 암은 골반의 제일 밑바닥인 더글러스와窩에 고착되어 있었 기 때문에 수술은 할 수 없었고 항암제 치료를 받았다.

그 후 2년가량 항암제 치료를 받았지만 치료 효과는 없고 약 의 부작용으로 쇠약해졌기 때문에 환자는 항암제 치료를 중단 했다. 그리고 BAK요법을 희망하여 우리 센터를 찾아왔다.

초진 때의 환자는 암이 진행되어 있는 것에 겁을 먹고 있었고 불안한 모습이었다. 얼굴빛도 나쁘고 기운이 매우 없었다. "기분이 나쁩니다"라는 말대로, 1회째의 페이스 스케일은 9였다.

초진 때에 채혈을 하고, 1회째의 BAK요법을 1월 25일에 시술하였다. 치료 후에 환자는 "기분이 대단히 좋아졌습니다"라는 말을 하였고, 페이스 스케일은 1까지 회복되었다. 이야기할 때의 모습도 기운을 완전히 되찾았고 활발하게 말할 수 있게 되었다.

2회째의 치료를 2월 27일에 마친 후 단골 병원에서 초음파검사와 CT검사를 받은 결과, 종양은 완전히 사라지고 없었다. 폐암 등 몇몇의 예에서 암의 완전 소실을 경험한 바는 있었지만 난소암에서는 처음이라서, 본인은 물론 나도 놀랐다.

종양 마커IAP는 초진 때 275μg/mL, 3월에는 352μg/mL로 정상값(500μg/mL 이하)을 유지하고 있으며, 현재도 매우 건강하게 통원치료를 계속하고 있다.

전립선암

– 60대 전반, 남성

페이스 스케일이 좋아진 예

이 환자는 암의 초발初發부터 2년 후에 재발하여 호르몬 요법과 방사선 치료를 받았지만, 종양 마커가 나타났기 때문에 우리 병원에 오게 되었다. 원발소原發巢는 수술로 절제되어 있었다.

이 환자의 BAK요법 치료 개시 전 종양 마커는 PSA가 51ng/mL(정상값은 3.5ng/mL 이하)였으나, 4개월 후에 정상값으로 안정되었다. 그러나 심장의 바이패스 수술을 받게 되어 치료를 일단 중단했다. 이 환자는 수술 후 몸 상태가 나빠져서 다시 병원에 왔을 때의 페이스 스케일은 6이었다. 그러나 치료를 재개한 후 빠르게 2로 회복되었고 현재는 3을 유지하고 있다. 이처럼 BAK요법에는 생활의 질QOL을 향상시키는 뛰어난 작용이 있다.

이상에서 소개한 자율신경 면역요법과 BAK요법은 환자의 몸에 무리를 주는 일 없이 면역력을 높이는 뛰어난 치료법이다. 그러나 아무리 뛰어난 치료법이라고 해도, 암 치료의 기본이 되는 '생활방식의 재점검'을 하지 않으면 충분한 효과를 얻을 수 없다.

암에 걸린 것을 알았으면, 우선 앞에서 소개한 '생활방식의 재점검'에 유의하여 면역력을 강화하는 생활환경을 만들도록 한다. 그런 다음에 이러한 치료를 받는다면, 암은 자연퇴축自然退縮으로 향할 것이다. 이제 암은 더 이상 두려운 존재가 아니다!

암은 확실히 고칠 수 있는 병이며, 무서운 병이 아니다. 나는 이 점을 가능한 한 많은 사람들에게 알리고 싶은 마음에서 이 책을 썼다.

이 책을 읽고 나서 여러분이 이전보다 조금이라도 '마음이 편안해졌다, 암을 무서워하지 않게 되었다, 어깨가 가벼워졌다'라는 생각을 하게 된다면, 저자로서 이보다 더 기쁜 일이 없겠다. 물론 여러분의 몸 속에서 임파구들도 크게 기뻐하며 박수갈채를 보낼 것이다.

우리 몸에는 스스로 병을 고치려는 힘이 갖추어져 있다. 이 힘은 마음과 몸을 정성 들여 돌봄으로써 더 한층 강해지는 것이다. 만약 암이라는 진단을 받았다면 당황하거나 두려워하지 말고 이 책에 소개한 암을 물리치기 위한 방법들을 이해하고 실천해 보기 바란다. 모든 사람에게 밝은 미래가 찾아올 것이다.

아보 도오루

누구나 '건강하기'를 원하지만, 그 바른 방법을 알지 못하여 오히려 건강을 해치는 경우가 많은 듯하다. 게다가 저마다 타고난 자연치유력自然治癒力보다는 '약물'과 '현대의술'에 쉽게 의존하는 경우가 많다.

최근 들어 주변에서 암으로 고통 당하는 사람들을 자주 보게 되는데 무척이나 안타까운 일이다. 이 책이 이러한 사람들에게 암에 대한 '바른 지식과 회복의 희망'을 주기를 간절히 바란다.

면역학의 최전선에서 활약하고 있는 이 책의 저자 아보 도오루 교수는 '암은 불치병'이라는 잘못된 상식을 가지고 있는 사람들과 암으로 절망하는 사람들을 위하여 암 발생의 메커니즘과 치유 방법을 알기 쉽게 설명하고 있다.

이 책을 읽는 모든 이들이 암에 대한 두려움을 극복하고 재기의 희망과 용기를 얻게 되기를 간절히 소망한다.

이균배

중 앙 생 활 사 Joongang Life Publishing Co.
중앙경제평론사｜중앙에듀북스 Joongang Economy Publishing Co./Joongang Edubooks Publishing Co.

중앙생활사는 건강한 생활, 행복한 삶을 일군다는 신념 아래 설립된 건강 · 실용서 전문 출판사로서
치열한 생존경쟁에 심신이 지친 현대인에게 건강과 생활의 지혜를 주는 책을 발간하고 있습니다.

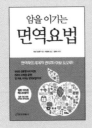

암을 이기는 면역요법 〈최신 개정판〉

초판 1쇄 발행 | 2011년 6월 27일
초판 7쇄 발행 | 2021년 8월 10일
개정초판 1쇄 발행 | 2023년   7월 20일
개정초판 2쇄 발행 | 2024년 12월 10일

지은이 | 아보 도오루(安保徹)
옮긴이 | 이균배(KyunBae Lee)
추천자 | 김태식(TaeSik Kim)
펴낸이 | 최점옥(JeomOg Choi)
펴낸곳 | 중앙생활사(Joongang Life Publishing Co.)

대　표 | 김용주
편　집 | 한옥수 · 백재운 · 용한솔
디자인 | 박근영
인터넷 | 김회승

출력 | 영신사　종이 | 한솔PNS　인쇄 · 제본 | 영신사

잘못된 책은 구입한 서점에서 교환해드립니다.
가격은 표지 뒷면에 있습니다.

ISBN　978-89-6141-314-5(03510)

원서명 | ガンは自分で治せる

─────────────────────────────────

등록 | 1999년 1월 16일 제2-2730호
주소 | ⓤ 04590 서울시 중구 다산로20길 5(신당4동 340-128) 중앙빌딩
전화 | (02)2253-4463(代)　팩스 | (02)2253-7988
홈페이지 | www.japub.co.kr　블로그 | http://blog.naver.com/japub
네이버 스마트스토어 | https://smartstore.naver.com/jaub　이메일 | japub@naver.com
♣ 중앙생활사는 중앙경제평론사 · 중앙에듀북스와 자매회사입니다.

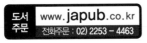

도서
주문
www.**japub**.co.kr
전화주문 : 02) 2253 - 4463

https://smartstore.naver.com/jaub
네이버 스마트스토어

중앙생활사/중앙경제평론사/중앙에듀북스에서는 여러분의 소중한 원고를 기다리고 있습니다. 원고 투고는 이메일을
이용해주세요. 최선을 다해 독자들에게 사랑받는 양서로 만들어드리겠습니다. **이메일** | japub@naver.com

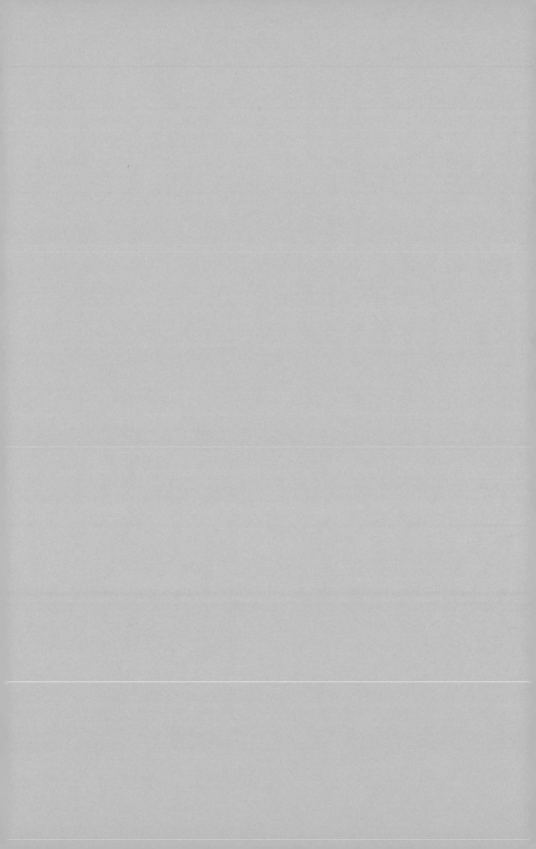